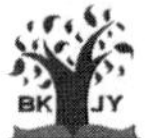

全国药学、中药学类专业实验实训数字化课程建设

中药鉴定学实验实训操作技术

ZHONGYAO JIANDINGXUE SHIYAN SHIXUN CAOZUO JISHU

（第2版）

主编　李雪莹　刘耀武

手机扫描注册
观看操作视频
一书一码

北京科学技术出版社

图书在版编目（CIP）数据

中药鉴定学实验实训操作技术/李雪莹，刘耀武主编．—2 版．—北京：北京科学技术出版社，2019. 6
全国药学、中药学类专业实验实训数字化课程建设
ISBN 978-7-5714-0346-1

Ⅰ. ①中…　Ⅱ. ①李…　②刘…　Ⅲ. ①中药鉴定学—实验—高等职业教育—教材　Ⅳ. ① R282. 5-33

中国版本图书馆 CIP 数据核字（2019）第 117781 号

中药鉴定学实验实训操作技术（第 2 版）

主　　编：李雪莹　刘耀武
策划编辑：曾小珍　张　田
责任编辑：严　丹　周　珊
责任校对：贾　荣
责任印制：李　茗
封面设计：铭轩堂
版式设计：崔刚工作室
出 版 人：曾庆宇
出版发行：北京科学技术出版社
社　　址：北京西直门南大街 16 号
邮政编码：100035
电话传真：0086-10-66135495（总编室）
0086-10-66113227（发行部）0086-10-66161952（发行部传真）
电子信箱：bjkj@bjkjpress.com
网　　址：www.bkydw.cn
经　　销：新华书店
印　　刷：河北鑫兆源印刷有限公司
开　　本：787mm×1092mm　1/16
字　　数：211 千字
印　　张：8. 25
插　　页：6
版　　次：2019 年 6 月第 2 版
印　　次：2019 年 6 月第 1 次印刷
ISBN 978-7-5714-0346-1/R・2641

定　　价：45. 00 元

全国药学、中药学类专业实验实训数字化课程建设

总 主 编

张大方

长春中医药大学、东北师范大学人文学院　教授

方成武

安徽中医药大学　教授

张彦文

天津医学高等专科学校　教授

张立祥

山东中医药高等专科学校　教授

周美启

亳州职业技术学院　教授

朱俊义

通化师范学院　教授

马　波

安徽中医药高等专科学校　教授

张震云

山西药科职业学院　教授

编者名单

主　编　李雪莹　刘耀武

副主编　张玮玮　秦汝兰

编　者　（以姓氏笔画为序）

马逢时（安庆医药高等专科学校）

刘耀武（亳州职业技术学院）

李　林（山东中医药高等专科学校）

李雪莹（山东中医药高等专科学校）

杨东方（山西药科职业学院）

张玮玮（山西药科职业学院）

陈　婷（贵州健康职业学院）

房玲燕（山东中医药高等专科学校）

秦汝兰（通化师范学院）

程　翔（亳州职业技术学院）

总前言

为贯彻教育部有关高校实验教学改革的要求，即“注重增强学生实践能力，培育工匠精神，践行知行合一，多为学生提供动手机会，提高解决实际问题的能力”，满足培养应用型人才的迫切需求，我们组织全国20余所院校的优秀教师、行业专家启动了“全国药学、中药学类专业实验实训数字化课程建设”项目。

本套教材以基本技能与方法为主线，归纳每门课程的共性技术，以制定规范化操作为重点，将典型实验实训项目引入课程之中，这是本套教材改革创新点之一；将不同课程的重点内容纳入综合性实验与设计性实验，培养学生独立工作的能力与综合运用知识的能力，体现了“传承有特色，创新有基础，服务有能力”的人才培养要求，这是本套教材改革创新点之二；在专业课实验实训中设置了企业生产流程、在基础课中设置了科学研究案例，注重课堂教学与生产、科研相结合，提高人才培养质量，改变了以往学校学习与实际应用脱节的现象，这是本套教材改革创新点之三；注重培养学生综合素质，结合每门课程的特点，将实验实训中的应急处置纳入教材内容之中，提高学生的专业安全知识水平与应用能力，将实验实训后的清理工作与废弃物的处理列入章节，增强学生的责任意识与环保意识，这是本套教材改革创新点之四。

该系列实验教材，经过3年的使用，反响很好，解决了以往教与学的关键问题，同时也发现有些实验需进一步规范化、有些实验内容需进一步优化。在此基础上，我们开展了对纸质教材配套视频的摄制工作。将纸质教材与教学视频相结合，将更有利于突出实验的可视性，使不同学校充分利用这一教学资源，提高教学质量，这是本教材的又一特点。

教学改革是一项长期的任务，尤其是实验实训教学，更需要在实践中不断探索。对本套教材编写中可能存在的缺点与不足，恳请各位读者在使用过程中提出宝贵意见和建议，以期不断完善。

张大方

2019年2月

前 言

《中药鉴定学实验实训操作技术》(第 2 版)依据国家药品标准、国家职业标准、中药专业教学计划与教学大纲编写而成,为“全国药学、中药学类专业实验实训数字化课程建设”项目之一。本教材以基本技能和基本方法为主线,突出规范化操作与实验中的注意事项,注重动手能力与科学思维的培养,适用于中药学、药学、制药类专业的学生使用,并可作为中医药工作者研究和工作的参考书籍。

本教材分为上篇、中篇、下篇共三篇。上篇为基本技能及实验项目训练,包括中药鉴定常用实验实训技术、中药来源鉴定技术实训、中药性状鉴定技术实训、中药显微鉴定技术实训、中药理化鉴定技术实训共五章,各章紧紧围绕中药鉴定的基本知识、基本技能、基本方法深入浅出地加以阐述,并注重实验用中药的代表性,指导性和实验内容的科学性。每章都有标准化、规范化操作方法介绍,以培养基本实验技能和方法为目的,突出提高实际操作能力。在第 1 版的基础上,本教材中药显微鉴定技术实训增加中药传统技能大赛显微鉴别竞赛部分药材品种;同时将“互联网+”技术与移动数字媒体相结合,通过数字教材与纸质教材相结合实现教学立体化,更利于学生对于实际操作过程的理解和掌握。中篇为综合性及设计性实验,收载未知中药混合粉末的鉴定、中药真伪鉴定等实验,旨在培养学生综合分析和独立完成本课程实验设计的能力。下篇为实践与应用,为生产与课堂、教学与科研的衔接点,主要讨论中药质量标准制定的相关资料,学生可根据质量标准规定的内容,模拟制定一种药材或饮片的质量标准,通过实验熟悉药材及饮片质量标准的基本内容。附录部分收载常用试液的配制方法、显微镜的构造和使用、中药显微特征彩图 32 幅,以供在中药鉴定工作中参考。

本教材编排科学,内容新颖丰富,资料可靠,具有科学性与先进性,可操作性及实用性强。在编写过程中,得到了北京科学技术出版社及各参编院校的大力支持和帮助,借鉴了部分制药企业、药品检验机构及各参编院校的中药鉴定经验及成果,在此一并表示衷心的感谢。

由于编写时间仓促,业务水平有限,不足之处在所难免。希望广大师生在使用过程中提出宝贵意见,以便进一步修订和完善。

编　者

2019 年 2 月

目　录

上篇　基本技能及实验项目训练

中篇 综合性及设计性实验

下篇 实践与应用

上　篇

基本技能及实验项目训练

第一章 中药鉴定常用实验实训技术

第一节 中药鉴定技术实验规则

(1)实训前应认真预习与实训相关的内容,仔细查阅国家药品标准、相关专业资料与网站,科学设计实训方案,明确实训目标、内容、步骤和关键操作技术,明确仪器工作原理、操作方法及注意事项,并能回答教师的提问。应先写好实训报告的部分内容,查好有关数据,以便在实训过程中能及时准确地记录、分析,并进行数据处理。

(2)学生应带好实训指导书和有关实验用品,提前 10 分钟进入实训室,按规定的座位入座。进入实训室应穿戴隔离衣帽,严格遵守实训室规则,服从教师的指导。严禁在实训室内会客、吸烟、吃零食、喧哗、随意走动、随地吐痰或乱扔杂物,以保持实训室的良好秩序。要认真检查仪器、药品等实验用品是否齐备完好,如有缺损应及时报告教师。

(3)实训开始前,应认真听取教师讲解,做好必要的记录;实训过程中,应仔细观察实训现象,及时、准确地记录有关现象及数据,实训记录不得后补或随意涂改。要善于思考,学会运用所学知识分析实训现象,解决实训中的问题。要认真写好实训报告,做到清楚、简练、整洁。

(4)应保持实训室整洁,爱护公物,注意节水、节电、节约实训材料及试剂;仪器设备必须轻拿轻放;水、电、气一经用完应立即关闭;停水时,勿忘关闭水龙头;用过的纸片、火柴杆、残渣等物品应放入垃圾桶中,不可扔进水池,以免堵塞下水道。

(5)实训中要严格执行标准操作规程,熟悉所用仪器设备的性能及维护知识,杜绝违章操作。未经许可,不得擅自动用仪器设备,更不得乱动与本实训无关的仪器设备。使用精密仪器需经教师批准,并在熟悉其性能和操作方法后,按仪器使用说明书规范操作,使用完毕要进行登记。在使用不熟悉其性能的仪器和试剂前,应查阅有关资料或请教教师,不可随意使用,以免损坏仪器,浪费试剂,导致实训失败,甚至发生意外事故。实训中出现仪器损坏或其他异常时,应立即断电并终止实训,经检查处理并排除故障后,方可继续进行实训。

(6)凡属易燃易爆、有毒或易产生有害气体的危险物品,应限量领用,严格管理;剧毒物品应执行“双人双锁”保管制度;操作室内不宜贮存大量危险物品及剧毒试剂。

(7)实训结束后,应按规定把实训用品和试剂放回原处,摆放整齐;玻璃仪器应清洗干净;用过的有机溶剂应倒入回收瓶,蒸馏回收再利用;有毒、有腐蚀性的废液应倒入废液缸中。值日生应做好安全检查及清洁卫生工作,关好水、电、门、窗等。

(8)实训产生的废液多具有腐蚀性和毒性,不宜直接排放于下水管道,应统一收集,并有效处理后再排放;废液应分类盛装,禁止混合贮存,以免发生剧烈的化学反应而造成事故;黏附有害物质的滤纸、称量纸、药棉等应与生活垃圾分开，单独处理。

第二节　中药鉴定的依据及方法

一、中药鉴定的依据

要进行中药的真伪优劣鉴定，就必须有一定的标准作为依据，否则就无法比较、无所谓鉴别了。中药鉴定的依据是国家药品标准，包括《中华人民共和国药典》(以下简称《中国药典》)和原国家食品药品监督管理总局(SFDA)颁布的药品标准(以下简称局颁药品标准)。《中国药典》是国家的药品法典；局颁药品标准补充在同时期该版《中国药典》中尚未收载的品种和内容，也有一定的法律性质，亦必须遵照执行；地方药品标准是由省(直辖市、市、自治区)卫生局批准执行的药品规范，所属地方必须遵照执行，对其他地区无约束力，但可作为参照执行的标准，如所载品种和内容与《中国药典》或局颁药品标准有重复和矛盾时，应首先按《中国药典》执行，其次按局颁药品标准执行。在仲裁时以新版《中国药典》规定为准。

值得指出的是，由于我国中药资源极其丰富，品种繁多，有许多品种《中国药典》、局颁药品标准和地方药品标准(统称"三级标准")中可能未收载。因此，在鉴定中药时，还可依据已有的各种文献加以确定。

二、中药鉴定的一般程序

中药鉴定的一般程序包括检品登记、取样、鉴定及撰写报告。

1. *检品登记*　在对中药进行鉴定之前，首先应认真做好检品登记工作，登记内容包括：送检单位、送检日期、送检目的、供试品数量、包装样式等。

2. *取样*　中药的取样按《中国药典》(2015年版)规定的药材和饮片取样法进行。药材和饮片取样法是指检验用药材或饮片样品的取样方法。取样的代表性直接影响到检定结果的准确性。因此，必须重视取样的各个环节。

(1)取样前，应注意品名、产地、规格、等级及包件式样是否一致，检查包装的完整性、清洁程度及有无水迹、霉变或其他物质污染等情况，并详细记录。凡有异常情况的包件，应单独检验并拍照。

(2)从同批药材和饮片包件中抽取检定用样品，原则如下。

总包件不足5件的，逐件取样；5～99件，随机抽5件取样；100～1000件，按5%比例取样；超过1000件的，超过部分按1%取样；贵重药材和饮片，不论多少件均逐件取样。

(3)对破碎的、粉末状的或长度在1cm以下的药材，可用采样器(探子)抽取样品；每一包件至少在2个不同部位各取样品1份；包件大的应从10cm以下的深处在不同部位分别抽取。每一包件的取样量如下。

一般药材和饮片抽取100～500g；粉末状药材和饮片抽取25～50g；贵重药材和饮片抽取5～10g。对包件较大或个体较大的药材，可根据实际情况抽取有代表性的样品。

(4)将抽取的样品混合拌匀，即为抽取样品总量。若抽取样品总量超过检验用量数倍时，可按四分法再取样，即将所有样品摊成正方形，依对角线划"×"，将样品分为四等份，取用对角两份；将取用的对角两份再经如上操作，反复数次，直至最后剩余的量足够完成所有必要的实验以及留样为止，此为平均样品。个体大的样品可用其他适当方法取平均样品。

(5)最终抽取的供检验用的样品量，一般不得少于检验所需用量的 3 倍，即 1/3 供实验用，1/3 供复核用，1/3 供留样观察，保存期至少 1 年。

3. 鉴定　依据《中国药典》规定按以下项目进行。①来源：考察其原植物、原动物、原矿物及其药用部位是否与标准规定相符。②性状：与药品标准中描述的特征或与对照药材相比较，看其有无差异。③鉴别：包括显微鉴别和理化鉴别。④检查：包括杂质、水分、灰分、浸出物等项目。⑤含量测定：主要用于有效成分或指标性成分已明确药材的品质鉴定。

4. 撰写检验报告　完整、准确地记录实验过程中的数据、现象及结果，并综合各鉴定项目的结果得出检验结论，详细、真实地填写药品检验报告书(表 1-1)。药品检验部门出具的检验报告书是对药品质量做出的技术鉴定，是具有法律效力的技术文件，应按期保存。如果送检(或被检)单位对检验结果有疑问，可将留样观察的供试品送上一级药品检验机构做仲裁检验。

表 1-1　药品检验报告书

报告书编号：

检品名称			
批　　号		规　　格	
生产单位或产地		包　　装	
供样单位		效　　期	
检验目的		检品数量	
检验项目		收检日期	
检验依据		报告日期	
检验项目	标准规定	检验结果	
[性状]			
[鉴别]			
[检查]			
[含量测定]			
结论：			

检验者　　　　　　　　　　校对者

三、中药鉴定的方法

1. 来源鉴定　又称基原鉴定，即中药的原植(动)物鉴定，应用生物分类学方法鉴定中药的生物学来源，确定其正确的学名，这是中药鉴定工作的基础。

2. 性状鉴定　是应用看、摸、闻、尝等方法，对中药的性状，包括形状、大小、色泽、表面、质地、断面、气、味、水试、火试等的特征进行观察。作为鉴定的依据，它是我国中医药工作者长期、丰富经验的总结，具有简单、快速、直观的特点。性状鉴定主要是观察完整的药材及饮片。

3．显微鉴定　是利用显微镜观察药材的组织构造、细胞形状及内含物的特征，用以鉴定中药的真伪和纯度，甚至品质的方法。通常应用于单凭性状不易识别的中药、性状相似不易区别的中药、破碎中药、粉末中药等。显微鉴定是一种专门技术，需要掌握植物解剖、植物显微化学的基本知识和显微切片的制作技术。显微鉴定也是鉴定中成药和制定药品质量标准的科学方法之一，对保证中成药的质量，具有一定的科学意义和应用价值。

4．理化鉴定　是利用中药所含化学成分的某些物理性质或化学反应对中药进行定性和定量分析，一般应用于含不同化学成分、性状相似而又无明显显微鉴定特征的中药。

四、实验报告的常见格式及撰写要求

中药鉴定实验报告常见格式包括：实验名称、实验目的、实验材料、实验内容、实验步骤、实验结果及讨论。

【实验名称】

写出实验的名称。

【实验目的】

写出本次实验的目的及要掌握的技术、方法等。

【实验材料】

根据实验要求，写出实验所用的仪器、耗材等。

【实验内容】

这是实验报告极其重要的内容。要抓住重点，可以从理论和实践两个方面来考虑。需写明依据何种原理或操作方法进行实验。

【实验步骤】

简明扼要地写出实验的主要步骤，还应画出实验流程图（或结构示意图），再配以相应的文字说明。

【实验结果】

根据实验目的，将实验数据及其材料系统化、条理化，用准确的专业术语客观地描述实验现象和结果。

【讨论】

根据相关的理论知识对所得到的实验结果进行解释和分析。如果所得到的实验结果和预期的结果一致，它可以说明什么问题？如果本次实验失败了，应找出失败的原因及以后实验应注意的事项。

五、中药鉴定实验实训考核方式

中药鉴定实验实训考核，是学习中药鉴定的一个重要环节。加强实验技能考核，可提高学生的动手能力。考核的方式有课堂技术测评、单元技术测评和结业技术考核等，考试内容包括中药原植物的识别、中药材（饮片）的性状鉴定、未知粉末的显微鉴定等。

1．课堂技术测评　每堂实训课都进行课堂技术测评。采用学生自评、组内互评和教师抽评或全评的方式，检查当堂实训项目的完成情况并给予评定。

（1）学生自评、组内互评、教师抽评。在实训室分组实训，各组学生同时做不同药材实训时，要求学生每做完一组药材的实训，都要做相关练习题，进行自我测评；同一小组的学生由组长组织相互测评；每人都达标后，再进行下一组药材的实训。教师有重点地抽查学生的学习态度，对学习能力较差的学生，进行个别督促和指导。性状鉴定要求学生口答；显微鉴定实训课应当堂交实训报告，教师课后进行检查评定。对不达标者予以提醒和帮助，下次实训课检查其进步与否。

(2)学习小组之间互评。在实训室分组实训，各组学生同时做同一组药材的实训时，教师可组织学习小组之间交叉测评，教师当堂裁判、点评。

(3)教师全评。在实训后收回全部学生的实训自测题，教师一一评阅，再发还给学生，并对全体学生进行综合讲评。

2. 单元技术测评　每学完 1 个单元测评 1 次，要求学生在规定时间内准确鉴定本单元所学全部中药。

3. 结业技术考核　①学校药用植物园中药原植物教学实习考核。随机抽取部分中药原植物进行考核。②中药性状鉴定考核。400 种常见中药的辨认、30 组易混淆中药的辨别、混合饮片及 10 种贵重中药与伪品的鉴别，按难易程度选取 20 种常见中药、混合饮片和 5 组易混淆中药组合成一组随机编号，学生抽取好号码后观察相应编号的一组药材，在 10 分钟内完成考核。③中药显微鉴定考核。未知混合粉末鉴定：在实验课中学过的 60 余种重点中药中，随机抽取 2～3 种，将其粉末进行混合，分别进行编号，要求学生利用显微镜对其显微特征进行描绘，并结合所学知识判断混合粉末由哪些中药组成。

第二章 中药来源鉴定技术实训

第一节 标准操作方法

在鉴定、整理中药的混乱品种，制定中药的标准规则或进行中药材的组织形态、化学成分、药理试验等科研工作时，原植物（包括原动物和矿物，下同）的鉴定是首要的工作，否则其后的工作或“成果”均毫无价值。按国际通例（如《植物命名国际法规》），一种植物只能有一个合法的学名（拉丁名），这样便可保证在国际范围内的一物一名，避免造成混乱。在原植物等的来源鉴定中，头等重要的是避免错下结论、张冠李戴或轻率地定为新种的错误做法，因此，必须以科学严谨的态度和方法进行鉴定，方可鉴定正确。原植物的鉴定步骤与原动物基本相同，内容如下。

一、观察植物形态

对根、茎、叶、花、果实、种子等均需仔细认真地一一进行观察，尤其是繁殖器官（如花、果实、种子或孢子囊、子实体等）。除极少数单科属植物外，对所鉴定的标本要求完整，必要时需深入产地调查，采集实物，否则无法着手鉴定。

对原植物的鉴定，还需要注意有分类价值的特征，绝不可被无多大分类价值的现象所混淆，如在器官表面均被毛时，应注意被毛的不同类型是“质”的区别，而被毛的多少则是“量”的变化，两者不可等量齐观，亦如花瓣的大小、颜色，甚至数目，不能与其形状、位置及在花蕾中的排列方式等相提并论。在观察微小特征时，可借助放大镜或解剖镜仔细观察。

二、查找和核对文献

根据已观察到的特征，能初步确定科属的可直接查该科属的文献；对还不能确定科属的应查分科检索表；对已知原植物产地的，通常可首先查地方植物志；对暂不知产地的，应向有关方面（如送检人等）询问，或根据别名、地方名、疗效等追溯，根据已知线索查阅全国性或相关的地方性名录、书籍或图鉴，加以分析对照，提供基本方向。

在分类鉴定时，地理分布资料虽然只能作为核对形态描述时的辅助，但也十分重要，一个种的地理分布资料可提示它在某一地区出现的可能性，从而大大缩小了寻找的范围。

注意事项

较为可靠的鉴定还要充分利用最新的杂志、《植物分类学报》等专科专属文献和原始资料,包括模式记载等。还应指出的是,任何单凭核对描写的鉴定方法都是不准确的,因为文献描述本身也可能有较大出入,会直接影响到鉴定的效果,补救办法为查找图谱、照片、模式照片或经仔细鉴定的已定名的标本和模式标本(即发表新种时所描述的植物标本)。

三、核对标本

首先要求标本本身就要准确可靠,学名准确无误,一般标本室定名的标本难免有错,通常以下列标本核对较为可靠:①经过详细研究后定名的标本,如编写《中国植物志》时所用的标本比一般定名(尤其是初定)的标本可靠;②已在某一文献中引证过的标本往往较未引证的标本可靠;③有 2 个或 2 个以上鉴定人签名的标本,最晚的鉴定学名或许比较可靠;④ 由专门研究专科专属的专家鉴定的标本通常较为可靠;⑤多份标本(同属相近种、同种及其变态、变型种)比较比仅仅核对一份标本可靠;⑥若有模式标本或模式照片加以核对,则鉴定更为可靠。

经上述 3 项工作后,因重要特征仍有出入、举棋难定时,应将标本寄出,请专门研究该科该属的研究单位协助鉴定。

矿物的分类通常以晶系或矿物中所含阳离子的种类等分类。矿物类中药的分类,则是以矿物中所含主要的或含量最多的某种化合物为根据。药学观点认为,阳离子起着重要的药效作用,故以阳离子的种类作为分类依据,如主含硫化汞(HgS)的朱砂、主含氯化亚汞(Hg_2Cl_2)的轻粉和主含氧化汞(HgO)的红粉等为汞化合物类。

第二节　薄荷的来源鉴定

【实训目标】

通过标本和实地考察,运用植物形态学和分类学知识,对薄荷的来源进行鉴定,确定正确的种名及拉丁学名,以保证中药品种的准确性。

【实训材料】

市售薄荷饮片。

【实训内容及步骤】

1. 植物形态的观察

(1)对具有较完整植物形态的检品,应注意对植物体各器官的观察,特别应仔细观察花、果实、种子等繁殖器官。

(2)对于干缩、破碎的药材,可用热水浸泡软化,展平后再观察。

(3)观察毛茸、腺点、雄蕊等微小特征时,可借助放大镜或解剖镜观察。

(4)在实际工作中常遇到不完整的检品,除少数鉴别特征十分突出的检品外,一般要追踪其原植物,包括深入产地调查,以便进一步鉴定。

2. 核对文献

(1)通过对原植物形态的观察，能初步确定科、属的，可直接查阅有关科、属的资料；不能确定科、属的，可查阅植物分类检索表。

(2)对于鉴定特征不全或缺少有关资料者，也可根据产地、别名、化学成分、功效等线索，直接查阅与中药鉴定、药用植物等相关的综合性书籍或图谱，将检品的特征与书籍中记载的内容相比较，并加以分析。

(3)在核对文献时，首先应查阅植物分类方面的著作，如《中国植物志》《中国高等植物》及有关的地区性植物志等；其次应查阅有关中药品种方面的著作，如《中药志》《中药大辞典》等；必要时，须查对原始文献，以便准确鉴定。原始文献是指第一次发现该种(新种)植物的植物工作者，描述其特征、予以初次定名的文献。

3. 核对标本

(1)当未知种的科、属或种初步确定后，可到有关植物标本室与已定学名的相关标本(如腊叶标本、浸液标本等)进行核对。

(2)要使鉴定结果准确，标本的鉴定必须准确可靠。同时，应注意同种植物不同产地或不同生长期的形态差异。

(3)必要时核对模式标本，或请有关专家协助鉴定。

【实训提示】

为保证鉴定结果准确，应核对较多的标本；观察原植物或标本时，应耐心细致，特别是对药用部位的观察。

【实训报告】

通过来源鉴定，确定待检中药的科名、种名及拉丁学名。

第三章　中药性状鉴定技术实训

第一节　标准操作方法

一、实训方式

可在教室、实训室、中药标本馆等场所进行。

1. 教室实训　将普通教室的课桌拼成若干实训台，每个实训台放置同样的药材样品、《中国药典》和放大镜等鉴定用品，学生 3～5 人一组，围绕一个实训台同时做同样的实训内容；固定桌椅的教室可每 2 人一组，观察同一份药材样品。教师宣布实训任务、目标及要求，可做简要讲解或提示，各组学生查阅《中国药典》对样品进行性状鉴定。教师在各组间巡视，了解并监督各组实训情况，参与学生讨论，随时答疑解惑，针对各组的共同疑问进行集中讲解。下课前教师应组织小组内或小组之间的达标测评，教师当堂裁判、点评，并布置下一次实训的预习任务。

2. 实训室实训　将药材检品分成若干组，学生每 3～5 人为一组，各组学生同时做不同的实训内容。教师宣布实训任务、目标及要求，各组学生按法定程序对样品进行鉴定，并得出鉴定结论，完成检验报告书。一组药材的实训完成后，组长组织组内相互测评，每人都达标后，再进行下一组药材的实训。教师在各组间巡视，了解并监督各组实训情况，参与学生讨论，随时答疑解惑。有重点地抽查学生的学习态度，并对学习能力较差的学生，进行个别督促和指导。教师及时收阅、检查学生作业，并及时进行反馈指导。

3. 标本馆实训　学生在课余时间到中药标本馆自行观察样品或标本，温习、巩固课内已教学内容，预习未学内容。教师组织并参与实训，随时进行答疑、指导。学生在实训后要完成实训报告，汇报实训内容、收获、体会，并提出问题。教师阅后进行集中讲评或个别指导。

二、实训内容及方法

药材的性状系指药材的形状、大小、色泽、表面特征、质地、断面(包括折断面或切断面)特征、气、味等。不同的药材，都有其特有的性状，利用感观，仔细辨认，能够较快地鉴别药材的真伪。药材的性状鉴定又称“经验鉴别法”，此法简便、易行，是中药鉴定工作者必备的基本功之一。在漫长的中医药历史中，经前人长期积累，在实践中不断将药材的性状鉴定知识丰富起来，其中有不少经验鉴别术语，能较为形象、生动地表达出药材的性状特征，并便于记忆。性状鉴定是通过眼看、手摸、鼻嗅、口尝、耳听等直观感觉进行鉴别的，有时亦需查阅文献和核对标本。可见有必备的文献和较为健全的标本室，对于中药鉴定工作者来说亦是十分重要的。

中药品种浩繁，但每种药材，不论是植物类、动物类还是矿物类，往往都有其特别之处。鉴定者或观其形，或辨其色，或尝其味，或感其质，或兼而有之，既简捷又实效。中药鉴定工作者要在实践中锻炼出过硬的本领，从相同之中找出不同点来。下面就性状鉴定的10个方面做简要介绍。

1. 形状　指干燥药材的形态，如长条形、纺锤形、鸡爪形、团块状、颗粒状等。不同的药材，往往有其独特的外形，而且这些外形特征一般较为固定。如野山参形如“芦长碗密枣核芋，紧皮细纹珍珠须”；党参形如“狮子盘头”；黄连形如“鸡爪”；防风根头如“蚯蚓头”；海马形如“马头蛇尾瓦楞身”；粉防己形似“猪大肠”等，皆取其形也。观察药材形状时一般不需要预处理，如观察很皱缩的叶类、花类或全草类等中药，可先浸湿使其软化，展平。观察某些果实、种子时，如有必要可浸软后，取下果皮或种皮以观察内部特征。

冬虫夏草的性状特征

2. 大小　指药材的长短、粗细（直径）和厚度，测量时多用毫米刻度尺，对细小的种子，可放在有毫米方格线的纸上，每10粒种子为一组，紧密排列成一行，测量后求其平均值。果实和种子类药材，其大小相对稳定，而根和根茎类药材，大小差异很大。

3. 色泽　观察药材的色泽应在白天的自然光下或日光灯下进行。各种药材多有不同的颜色。如黄连、丹参、紫草、乌梅、青黛、白芷、红花、金银花、黑丑（牵牛子），皆取其色也。中药材的色泽一般是固定的，如因加工方法、贮藏时间的不同而发生变化，往往表明其内部质量的变化。

4. 表面特征　观察时样品一般不做预处理，直接观察或借助放大镜观察。一般药材检查外表面，包括表面光滑或粗糙，有无皱纹、皮孔或毛茸等。对特殊药材如皮类等中药，还应观察其内表面特征。表面特征是鉴别中药材的重要特征之一，特别是附属物，要注意其颜色、形状、纹理分布等特点。如白头翁根头部有白毛（叶柄残基），羌活环节紧密似蚕，金毛狗脊表面密生金黄色毛茸，白芷有唇形皮孔等。

蕲蛇的性状特征

蛤蚧的性状特征

5. 质地　指药材的坚硬、松软、致密、松泡及有无油性、粉性、黏性等特征，样品不做预处理，软硬、坚韧多凭手感而定，疏松、致密、黏性等全靠眼睛的仔细观察。如南沙参因质地松泡而称为“泡沙参”；粉性强的有粉葛、天花粉、山药等；质坚硬者如穿山龙、郁金等。

6. 断面　包括折断时的现象和平整横切面的纹理特征，断面的特征具有重要的鉴别价值。药材有易折者和不易折者。自然折断之断面，有粉性者，如山药；有纤维性者，如黄芪；有胶丝相连者，如杜仲；有平坦而粉性者，如牡丹皮。不易折断，或断面不平坦者，可用刀横切之后观察，特别是切制之药材饮片，切面的特征更显重要。如防己之“车轮纹”、黄芪之“菊花心”、川牛膝之“筋脉点”、山柰之“缩皮凸肉”、茅苍术之“朱砂点”等，都是形象的鉴别特征。断面观察主要用于皮类、长条状根、根茎类、藤类等药材的鉴别。

天麻的性状特征

7. 气　有些药材有特殊的香气和臭气，可采用鼻闻法进行鉴别。如阿魏、丁香、鱼腥草、败酱草等含挥发性物质的药材，皆有嗅之特殊之气，是鉴定的重点。某些药材气味较浓，可直接鼻嗅。对于某些气味较微弱者，可揉搓、折断、火烧或热水泡后进行鼻嗅。如鱼腥草揉搓后可嗅到鱼腥气，黄芪折断后可嗅到豆腥气。

8. 味　酸、苦、甘、辛、咸五味是中药药性理论的重要内容，可从味道及入口感觉上对药材样品进行鉴别。人的舌尖对甜味敏感，接近舌根部分对苦味敏感，因此，尝味应注意方法。在尝药时取少许检品，入口至少停留 1 分钟，使舌的各部位都接触到药材，可准确判断药材的味后方可吐出漱口。因为药材各部位的味道可能不同，尝药时还要注意取样的代表性。对刺激性强或有毒的中药，应特别小心，注意取量少，吐出后立即漱口、洗手，以免中毒。

9. 水试　将药材浸泡到一定量的水中，观察其形态变化、沉或浮、溶解与否、颜色变化、膨胀与否、旋转与否、有无黏性、有无荧光、加酸碱后的变化等。水试是鉴别药材真伪优劣的重要方法。如红花入水，水变成金黄色，而花不褪色；秦皮水浸液显碧蓝色荧光；将水滴在蟾酥表面，水滴处呈乳白色隆起；苏木投入热水中，呈鲜艳的桃红色透明溶液，加酸则溶液变成黄色，加碱则变成红色；青黛洒于水面而不下沉；沉香沉水者质量为佳。

苏木的水试鉴定

10. 火试　将样品燃烧或烘烤，观察产生的气味、火焰颜色、烟雾、响声、膨胀、熔融、有无残渣、灰烬颜色等现象，以鉴别药材的真伪优劣。如海金沙火烧可全部燃尽，并发出轻微的爆鸣声及火光；血竭粉末置于纸上烘焙，熔化成血红色，但无扩散的油迹；降香微有香气，点燃则香气浓烈，燃烧时有油流出，燃烧后留有白灰；麝香用火烧时有轻微爆鸣声，起油点如珠，似烧毛发但无臭气，烧后灰为白色。

三、实训提示

（1）为保证鉴定结果准确，应核对标准药材或相关药材标本。

（2）药材的颜色若为复合色调，描述时以后一种色调为主；若所描述的药材具有两种不同的颜色，一般将常见的或质量好的颜色写在前面，少见的或质量差的颜色写在后面，用“或”连接；若药材的颜色在一定的范围内变化，可将两种颜色用“至”连接。

（3）色泽描述应避免用各地理解不同的术语，如“青色”“土黄色”“粉白色”等。

（4）药材的气不强烈时，可将其破碎、折断或揉搓后再闻；或置于有盖的杯子里，用热水湿润或浸泡后再闻。

（5）尝药时要注意取样的代表性，药材的部位不同，味道可能不同，如皮部与木部、果皮与种子等各部位的气味常有区别。

(6)舌的不同部位对味觉的敏感程度不同,舌尖对甜味较敏感,舌两侧对酸味敏感,舌根部对苦味敏感。因此,口尝时,要取少量有代表性的样品,咀嚼至少1分钟,使舌的各部位都充分与样品接触,这样才能准确地尝到药味。

第二节　牛膝与川牛膝的性状鉴定

【实训目标】

熟练掌握牛膝和川牛膝的性状特征;能快速准确鉴定出牛膝和川牛膝,并说出其性状鉴定要点。

【实训材料】

牛膝和川牛膝标本。

【实训内容及步骤】

(1)对照表3-1中牛膝和川牛膝的性状描述,逐一观察标本。

表3-1　牛膝与川牛膝性状特征比较

	牛膝	川牛膝
形状	呈细长圆柱形,挺直或稍弯曲	呈近圆柱形,微扭曲
大小	长15～70cm,直径0.4～1cm	长30～60cm,直径0.5～3cm
表面	灰黄色或淡棕色	黄棕色或灰褐色
断面	略呈角质样而油润,中心维管束木质部较大,黄白色,其外周散有多数黄白色点状维管束,断续排列成2～4轮	断面浅黄色或棕黄色,维管束点状,排列成4～11轮同心环
气味	气微,味微甜而稍苦涩	气微,味甜

(2)将所鉴定的牛膝和川牛膝混合在一起,根据性状鉴定特征分别挑拣出来。

【实训报告】

记录牛膝和川牛膝的性状鉴定结果。

第三节　细辛、白薇、徐长卿的性状鉴定

【实训目标】

熟练掌握细辛、白薇与徐长卿的性状特征;能快速准确鉴定出细辛、白薇与徐长卿,并说出其性状鉴定要点。

【实训材料】

细辛、白薇与徐长卿标本。

【实训内容及步骤】

(1)对照表3-2中细辛、白薇与徐长卿的性状描述,逐一观察标本。

(2)将所鉴定的细辛、白薇与徐长卿混合在一起,根据性状鉴定特征分别挑拣出来。

表 3-2　细辛、白薇与徐长卿性状特征比较

	细辛	白薇	徐长卿
根茎形状	不规则圆柱形	粗短，有结节	柱状，有盘节
表面	表面灰黄色，平滑或具纵皱纹，有须根和须根痕	表面棕黄色	表面淡黄白色至淡棕黄色或棕色，具微细的纵皱纹，并有纤细的须根
断面	断面平坦，黄白色或白色	断面皮部黄白色，中央有一黄色小木心	断面粉性，皮部黄白色，形成层环淡棕色，木部细小，黄棕色
气味	气辛香，味辛辣、麻舌	气微，味微苦	具特异香气，味微辛凉

【实训报告】

记录细辛、白薇与徐长卿的性状鉴定结果。

第四节　甘草与黄芪的性状鉴定

【实训目标】

熟练掌握甘草和黄芪的性状特征；能快速准确鉴定出甘草和黄芪，并说出其性状鉴定要点。

【实训材料】

甘草和黄芪标本。

【实训内容及步骤】

（1）对照表 3-3 中甘草和黄芪的性状描述，逐一观察标本。

（2）将所鉴定的甘草和黄芪混合在一起，根据性状鉴定特征分别挑拣出来。

表 3-3　甘草与黄芪性状特征比较

	甘草	黄芪
表面	表面红棕色或灰棕色，外皮松紧不等，有明显的纵皱纹、沟纹及稀疏的细根痕，皮孔横长	表面灰黄或淡褐色，有纵皱、纵沟及横向皮孔
质地	质坚实，易折断	质硬而韧，不易折断
断面	粉性，黄白色，有裂隙，根茎断面中部有髓	断面纤维性强，皮部黄白色，木部淡黄色，老根中心偶呈枯朽状，黑褐色呈空洞
气味	气微，味甜而特殊	气微，味微甜，嚼之微有豆腥味

【实训报告】

记录甘草和黄芪的性状鉴定结果。

第五节　白芍与赤芍的性状鉴定

【实训目标】

熟练掌握白芍与赤芍的性状特征；能快速准确鉴定出白芍和赤芍，并说出其性状鉴定要点。

【实训材料】

白芍与赤芍标本。

【实训内容及步骤】

(1)对照表3-4中白芍与赤芍的性状描述,逐一观察标本。

(2)将所鉴定的白芍与赤芍混合在一起,根据性状鉴定特征分别挑拣出来。

表3-4 白芍与赤芍性状特征比较

	白芍	赤芍
表面	已去栓皮,类白色或淡红棕色,光滑	未去栓皮,棕褐色,粗糙,有纵沟纹、须根痕及横向突起的皮孔
质地	质坚实,不易折断	质硬而脆,易折断
断面	类白色或微带棕红色,角质样,一般不具裂隙	粉白色或粉红色,不呈角质样,具裂隙
气味	气微,味微苦、酸	气微香,味微苦、酸涩

【实训报告】

记录白芍和赤芍的性状鉴定结果。

第六节 山豆根与北豆根的性状鉴定

【实训目标】

熟练掌握山豆根和北豆根的性状特征;能快速准确鉴定出山豆根和北豆根,并说出其性状鉴定要点。

【实训材料】

山豆根和北豆根标本。

【实训内容及步骤】

(1)对照表3-5中山豆根和北豆根的性状描述,逐一观察标本。

(2)将所鉴定的山豆根和北豆根混合在一起,根据性状鉴定特征分别挑拣出来。

表3-5 山豆根与北豆根性状特征比较

	山豆根	北豆根
形状	根茎不规则结节状,根长圆柱形,常有分枝	细长圆柱形,弯曲,有分枝
表面	表面棕色至棕褐色,有不规则的纵皱纹及横长皮孔样突起	表面黄棕色至暗棕色,多有弯曲的细根,外皮易脱落
质地	质坚硬,难折断	质韧,不易折断
断面	断面皮部浅棕色,木部淡黄色	断面木部淡黄色,呈放射状排列(车轮纹),中心有髓
气味	有豆腥气,味极苦	气微,味苦

第七节　玄参与地黄的性状鉴定

【实训目标】

熟练掌握玄参和地黄的性状特征；能快速准确鉴定出玄参和地黄，并说出其性状鉴定要点。

【实训材料】

玄参和地黄标本。

【实训内容及步骤】

(1)对照表3-6中玄参和地黄的性状描述，逐一观察标本。

(2)将所鉴定的玄参和地黄混合在一起，根据性状鉴定特征分别挑拣出来。

表3-6　玄参与地黄性状特征比较

	玄参	地黄
形状	类圆柱形	不规则团块状或长圆形
表面	表面灰黄色或灰褐色，有不规则的纵沟	表面棕黑色或灰棕色，极皱缩
质地	质坚实，不易折断	体重，质较软而韧，不易折断
断面	断面黑色，微有光泽	断面棕黑色或乌黑色，有光泽，具黏性
气味	气特异似焦糖，味甘、微苦	气微，味微甜

【实训报告】

记录玄参和地黄的性状鉴定结果。

第八节　白头翁与漏芦的性状鉴定

【实训目标】

熟练掌握白头翁与漏芦的性状特征；能快速准确鉴定出白头翁与漏芦，并说出其性状鉴定要点。

【实训材料】

白头翁与漏芦标本。

【实训内容及步骤】

(1)对照表3-7中白头翁与漏芦的性状描述，逐一观察标本。

(2)将所鉴定的白头翁与漏芦混合在一起，根据性状鉴定特征分别挑拣出来。

表3-7　白头翁与漏芦性状特征比较

	漏芦	白头翁
形状	圆锥形或扁平块状，根头部膨大，有残茎及鳞片状叶基，顶端有灰白色绒毛	类圆柱形或圆锥形，稍扭曲，根头部稍膨大，有白色绒毛

（续表）

	漏芦	白头翁
表面	暗棕色、灰褐色或黑褐色，粗糙，具纵沟及菱形的网状裂隙	黄棕色或棕褐色，有不规则的纵皱纹或纵沟，近根头处常有朽状凹洞
质地	质脆，易折断	质硬而脆
断面	断面不整齐，皮部常与木部分离，木部中央因朽蚀而成裂隙，中心灰黑色或棕黑色	断面稍平坦，皮部黄白色或淡黄棕色，木部淡黄色，皮部与木部间有时发现裂隙
气味	气特异，味微苦	气微，味苦涩

【实训报告】

记录白头翁与漏芦的性状鉴定结果。

第九节　天花粉与山药的性状鉴定

【实训目标】

熟练掌握天花粉和山药的性状特征；能快速准确鉴定出天花粉和山药，并说出其性状鉴定要点。

【实训材料】

天花粉和山药标本。

【实训内容及步骤】

（1）对照表3-8中天花粉和山药的性状描述，逐一观察标本。

（2）将所鉴定的天花粉和山药混合在一起，根据性状鉴定特征分别挑拣出来。

表3-8　天花粉与山药性状特征比较

	天花粉	山药
形状	不规则圆柱形，纺锤形或瓣块状	呈圆柱形
表面	表面黄白色，具凹陷的横长皮孔	表面黄白色，具残余栓皮及须根痕
质地	质坚实	质坚脆
断面	断面可见黄色小孔（导管），略呈放射状排列	断面白色，颗粒状，粉性
气味	气微，味微苦	气微，味淡、微酸，嚼之发黏

【实训报告】

记录天花粉和山药的性状鉴定结果。

第十节　天冬与麦冬的性状鉴定

【实训目标】

熟练掌握天冬和麦冬的性状特征；能快速准确鉴定出天冬和麦冬，并说出其性状鉴定要点。

【实训材料】

天冬和麦冬标本。

【实训内容及步骤】

(1)对照表 3-9 中天冬和麦冬的性状描述，逐一观察标本。

(2)将所鉴定的天冬和麦冬混合在一起，根据性状鉴定特征分别挑拣出来。

表 3-9　天冬与麦冬性状特征比较

	天冬	麦冬
形状	长纺锤形，略弯曲	纺锤形，两端略尖
表面	表面黄白色至淡黄棕色，半透明，光滑或具深浅不等的纵皱纹	表面黄白色或淡黄色，有细纵纹
质地	质硬或柔润，有黏性	质柔韧
断面	断面角质样，中柱黄白色	断面黄白色，角质样，中柱细小
气味	气微，味甜、微苦	气微香，味甘、微苦

【实训报告】

记录天冬和麦冬的性状鉴定结果。

第十一节　川贝母的性状鉴定

【实训目标】

熟练掌握川贝母的性状特征；能快速准确鉴定出不同规格的川贝母，并说出其性状鉴定要点。

川贝母的性状特征

【实训材料】

松贝、青贝、炉贝和栽培品标本。

【实训内容及步骤】

(1)对照表 3-10 中松贝、青贝、炉贝、栽培品的性状描述，逐一观察标本。

(2)将所鉴定的松贝、青贝、炉贝、栽培品混合在一起，根据性状鉴定特征分别挑拣出来。

表 3-10　不同规格川贝母性状特征比较

	松贝	青贝	炉贝	栽培品
形状	类圆锥形或近球形	类扁球形	长圆锥形	呈类扁球形或短圆柱形
大小	高0.3～0.8cm，直径0.3～0.9cm	高0.4～1.4cm，直径0.4～1.6cm	高0.7～2.5cm，直径0.5～2.5cm	高0.5～2cm，直径1～2.5cm

（续表）

	松贝	青贝	炉贝	栽培品
表面	类白色	类白色	类白色或浅棕黄色，有的具棕色斑点	类白色或浅棕黄色，稍粗糙，有的具浅黄色斑点
鳞叶结构	外层鳞叶2瓣，大小悬殊，大瓣紧抱小瓣，未抱部分呈新月形，习称“怀中抱月”，顶部闭合	外层鳞叶2瓣，大小相近，相对抱合，顶部开裂	外层鳞叶2瓣，大小相近，顶部开裂而略尖，基部稍尖或较钝	外层鳞叶2瓣，大小相近，顶部多开裂而较平
质地	质硬而脆	质硬而脆	质硬而脆	质硬而脆
断面	断面白色，富粉性	断面白色，富粉性	断面白色，富粉性	断面白色，富粉性
气味	气微，味微苦	气微，味微苦	气微，味微苦	气微，味微苦

【实训报告】

记录松贝、青贝、炉贝和栽培品的性状鉴定结果。

第十二节　苏木与降香的性状鉴定

【实训目标】

熟练掌握苏木与降香的性状特征；能快速准确鉴定出苏木和降香，并说出其性状鉴定要点。

【实训材料】

苏木与降香标本。

【实训内容及步骤】

(1)对照表3-11中苏木与降香的性状描述，逐一观察标本。

(2)将所鉴定的苏木与降香混合在一起，根据性状鉴定特征分别挑拣出来。

表3-11　苏木与降香性状特征比较

	苏木	降香
表面	黄红色至棕红色，有时可见红黄相间的纵向条纹，有刀削痕及细小的凹入油孔	紫红色或红褐色，有致密的纹理
断面	略具光泽，年轮明显，有的髓部带亮星	年轮不明显，髓部无亮星
气味	气微，味微涩	气香，味微苦
水试	热水浸液桃红色，加酸变黄色，再加碱又变红色	无苏木的反应
火试	无油冒出，无香气	有黑烟及油冒出，香气浓郁，残留白色灰烬

第十三节　鸡血藤与大血藤的性状鉴定

【实训目标】

熟练掌握鸡血藤和大血藤的性状特征；能快速准确鉴定出鸡血藤和大血藤，并说出其性状鉴定要点。

【实训材料】

鸡血藤和大血藤标本。

【实训内容及步骤】

(1)对照表3-12中鸡血藤和大血藤的性状描述，逐一观察标本。

(2)将所鉴定的鸡血藤和大血藤混合在一起，根据性状鉴定特征分别挑拣出来。

表3-12　鸡血藤与大血藤性状特征比较

	鸡血藤	大血藤
形状	扁圆柱形或不规则的斜切片	圆柱形，略弯曲
表面	栓皮灰棕色，脱落处显红棕色，有纵沟	灰棕色，外皮常呈鳞片状剥落，剥落处显暗红棕色，有纵沟，横裂纹及疣状突起
质地	质坚硬，折断面裂片状	质坚硬，不易折断
断面	切面木部红棕色或棕色，导管孔多数；韧皮部树脂状分泌物呈红棕色至黑棕色，韧皮部与木部相间排列呈数个同心性椭圆形环或偏心性半圆形环；髓部偏向一侧	断面皮部红棕色，有数处向内嵌入木部，木部黄白色，有多数细孔状导管，红棕色射线呈放射状排列，髓部位于中央
气味	气微，味涩	气微，味微涩

【实训报告】

记录鸡血藤和大血藤的性状鉴定结果。

第十四节　黄柏与关黄柏的性状鉴定

【实训目标】

熟练掌握黄柏与关黄柏的性状特征；能快速准确鉴定出黄柏与关黄柏，并说出其性状鉴定要点。

【实训材料】

黄柏与关黄柏标本。

【实训内容及步骤】

(1)对照表3-13中黄柏与关黄柏的性状描述，逐一观察标本。

(2)将所鉴定的黄柏与关黄柏混合在一起，根据性状鉴定特征分别挑拣出来。

表 3-13 黄柏与关黄柏性状特征比较

	黄柏	关黄柏
形状	板片状或浅槽状	板片状或浅槽状，长宽不一，厚 2～4mm
表面	外表面黄褐色或黄棕色，有的可见残存的灰褐色粗皮；内表面暗黄色或淡棕色，具细密的纵棱纹	外表面黄绿色或淡棕黄色，偶有灰白色的粗皮残留；内表面黄色或黄棕色
质地	体轻，质硬	体轻，质较硬
横切面	断面纤维性，呈裂片状分层，深黄色	断面纤维性，有的呈裂片状分层，鲜黄色或黄绿色
气味	气微，味极苦，嚼之有黏性	气微，味极苦，嚼之有黏性

【实训报告】

记录黄柏与关黄柏的性状鉴定结果。

第十五节 香加皮与地骨皮的性状鉴定

【实训目标】

熟练掌握香加皮和地骨皮的性状特征；能快速准确鉴定出香加皮和地骨皮，并说出其性状鉴定要点。

【实训材料】

香加皮和地骨皮标本。

【实训内容及步骤】

(1)对照表 3-14 中香加皮和地骨皮的性状描述，逐一观察标本。

(2)将所鉴定的香加皮和地骨皮混合在一起，根据性状鉴定特征分别挑拣出来。

表 3-14 香加皮与地骨皮性状特征比较

	香加皮	地骨皮
外表面	外表面灰棕色或黄棕色	外表面灰黄色至棕黄色
内表面	内表面淡黄色或淡黄棕色	内表面黄白色至灰黄色
断面	断面不整齐，黄白色	断面不平坦，外层黄棕色，内层灰白色
气味	有特异香气，味苦	气微，味微甘而后苦

【实训报告】

记录香加皮和地骨皮的性状鉴定结果。

第十六节 玫瑰花与月季花的性状鉴定

【实训目标】

熟练掌握玫瑰花与月季花的性状特征；能快速准确鉴定出玫瑰花与月季花，并说出其性状鉴定要点。

【实训材料】

玫瑰花和月季花标本。

【实训内容及步骤】

(1)对照表 3-15 中玫瑰花和月季花的性状描述,逐一观察标本。

(2)将所鉴定的玫瑰花和月季花混合在一起,根据性状鉴定特征分别挑拣出来。

表 3-15　玫瑰花与月季花的性状特征比较

	玫瑰花	月季花
形状	略呈半球形或不规则团状,直径 0.7～1.5cm	呈类球形,直径 1.5～2.5cm
花托	花托半球形	花托长圆形
花萼	萼片 5,披针形,黄绿色或棕绿色,被有细柔毛	萼片 5,暗绿色,先端尾尖
花瓣	花瓣多皱缩,展平后宽卵形,呈覆瓦状排列,紫红色,有的黄棕色	花瓣呈覆瓦状排列,有的散落,长圆形,紫红色或淡紫红色
雄蕊	雄蕊多数,黄褐色	雄蕊多数,黄色
质地	体轻,质脆	体轻,质脆
气味	气芳香浓郁,味微苦涩	气清香,味淡、微苦

【实训报告】

记录玫瑰花和月季花的性状鉴定结果。

第十七节　苦杏仁与桃仁的性状鉴定

【实训目标】

熟练掌握苦杏仁和桃仁的性状特征;能快速准确鉴定出苦杏仁和桃仁,并说出其性状鉴定异同点。

【实训材料】

苦杏仁和桃仁标本。

【实训内容及步骤】

(1)对照表 3-16 中苦杏仁和桃仁的性状描述,逐一观察标本。

(2)将所鉴定的苦杏仁和桃仁混合在一起,根据性状鉴定特征分别挑拣出来。

表 3-16　苦杏仁与桃仁性状特征比较

	苦杏仁	桃仁
形状	呈扁心形	扁长卵形
表面	一端尖,另一端钝圆、肥厚,左右不对称,圆端合点处向上具多数深棕色的脉纹	密布颗粒状突起,一端尖,中部膨大,另一端钝圆稍偏斜,边缘较薄
断面	种皮薄,子叶 2,乳白色,富油性	种皮薄,子叶 2,类白色,富油性
气味	气微,味苦	气微,味微苦

【实训报告】

记录苦杏仁和桃仁的性状鉴定结果。

第十八节　北五味子与南五味子的性状鉴定

【实训目标】

熟练掌握北五味子和南五味子的性状特征；能快速准确鉴定出北五味子和南五味子，并说出其性状鉴定要点。

【实训材料】

北五味子和南五味子标本。

【实训内容及步骤】

(1)对照表 3-17 中北五味子和南五味子的性状描述，逐一观察标本。

(2)将所鉴定的北五味子和南五味子混合在一起，根据性状鉴定特征分别挑拣出来。

表 3-17　北五味子与南五味子性状特征比较

	北五味子	南五味子
形状	呈不规则的球形或扁球形	呈球形或扁球形
大小	直径 5～8mm	直径 4～6mm
表面	红色，紫红色或暗红色，皱缩，油润，有的表面呈黑红色或出现“白霜”	棕红色至暗红色，干瘪，皱缩，果肉常紧贴于种子上
质地	果肉柔软	质硬
种子	种子 1～2 粒，肾形，表面棕黄色，有光泽，种皮薄而脆	同北五味子
气味	果肉气微，味酸，种子破碎后，有香气，味辛，微苦	果肉气微，味微酸

【实训报告】

记录北五味子和南五味子的性状鉴定结果。

第十九节　枳实与青皮的性状鉴定

【实训目标】

熟练掌握枳实与青皮的性状特征；能快速准确鉴定出枳实与青皮，并说出其性状鉴定要点。

【实训材料】

枳实与青皮标本。

【实训内容及步骤】

(1)对照表 3-18 中枳实与青皮的性状描述，逐一观察标本。

(2)将所鉴定的枳实与青皮混合在一起，根据性状鉴定特征分别挑拣出来。

表 3-18　枳实与青皮的性状特征比较

	枳实	青皮
形状	半球形，少数为球形，直径 0.5～2.5cm	呈类球形，直径 0.5～2cm
表面	外表皮黑绿色或棕褐色，具颗粒状突起和皱纹，有明显的花柱残基或果梗痕	表面灰绿色或黑绿色，微粗糙，有细密凹下的油室，顶端有稍突起的花柱残基，基部有圆形果梗痕
质地	质坚硬	质硬
断面	中果皮略隆起，厚 0.3～1.2cm，黄白色或黄褐色，边缘有 1～2 列油室，瓤囊棕褐色	中果皮黄白色或淡黄棕色，厚 0.1～0.2cm，外缘有油室 1～2 列，瓤囊 8～10 瓣，淡棕色
气味	气清香，味苦、微酸	气清香，味酸、苦、辛

【实训报告】

记录枳实与青皮的性状鉴定结果。

第二十节　菟丝子与天仙子的性状鉴定

【实训目标】

熟练掌握菟丝子与天仙子的性状特征；能快速准确鉴定出菟丝子与天仙子，并说出其性状鉴定要点。

【实训材料】

菟丝子与天仙子标本。

【实训内容及步骤】

(1)对照表 3-19 中菟丝子与天仙子的性状描述，逐一观察标本。

(2)将所鉴定的菟丝子与天仙子混合在一起，根据性状鉴定特征分别挑拣出来。

表 3-19　菟丝子与天仙子的性状特征比较

	菟丝子	天仙子
形状	类球形	类扁肾形或卵形
表面	表面灰棕色至棕褐色，粗糙，种脐线形或扁圆形	表面棕黄色或灰黄色，有细密的网纹，略尖的一端有点状种脐
质地	质坚实，不易以指甲压碎	质坚硬
气味	气微，味淡	气微，味微辛

【实训报告】

记录菟丝子与天仙子的性状鉴定结果。

第二十一节　紫花地丁、甜地丁与苦地丁的性状鉴定

【实训目标】

熟练掌握紫花地丁、甜地丁、苦地丁的性状特征；能快速准确鉴定出紫花地丁、甜地丁、苦

地丁，并说出其性状鉴定要点。

【实训材料】

紫花地丁、甜地丁、苦地丁标本。

【实训内容及步骤】

(1)对照表3-20中紫花地丁、甜地丁、苦地丁的性状描述，逐一观察标本。

(2)将所鉴定的紫花地丁、甜地丁、苦地丁混合在一起，根据性状鉴定特征分别挑拣出来。

表3-20　紫花地丁、甜地丁与苦地丁性状特征比较

	紫花地丁	甜地丁	苦地丁
叶	叶基生，展平后叶片呈披针形或卵状披针形，边缘具钝锯齿，两面有毛；叶柄细，上部具明显狭翅	单数羽状复叶，丛生，灰绿色，有茸毛	叶片二至三回羽状全裂，裂片纤细
花	花瓣5，紫堇色或淡棕色，花距细管状	蝶形花冠紫色	花淡紫色，花冠唇形，有花距
果实	蒴果椭圆形或3裂	荚果圆柱形，棕色，有茸毛	蒴果扁长椭圆形，荚果状
种子	种子多数，淡棕色	种子黑色，细小	种子扁心形，黑色，有光泽
气味	气微，味微苦而稍黏	气微，味淡而后微甜	气微，味苦

【实训报告】

记录紫花地丁、甜地丁、苦地丁的性状鉴定结果。

第二十二节　金钱草、广金钱草与连钱草的性状鉴定

【实训目标】

熟练掌握金钱草、广金钱草与连钱草的性状特征；能快速准确鉴定出金钱草、广金钱草与连钱草，并说出其性状鉴定要点。

【实训材料】

金钱草、广金钱草与连钱草标本。

【实训内容及步骤】

(1)对照表3-21中金钱草、广金钱草与连钱草的性状描述，逐一观察标本。

(2)将所鉴定的金钱草、广金钱草与连钱草混合在一起，根据性状鉴定特征分别挑练出来。

表3-21　金钱草、广金钱草与连钱草的性状特征比较

	金钱草	广金钱草	连钱草
茎	扭曲，棕色，有纵纹，断面实心	圆柱形，密被黄色伸展的短柔毛	茎呈方柱形，细而扭曲
叶	叶对生，宽卵形或心形，全缘。主脉明显突起，用水浸后，对光透视可见黑色或褐色条纹	叶互生，上表面无毛，下表面具灰白色紧贴的绒毛，侧脉羽状	叶对生，呈肾形或近心形，边缘具圆齿
花	花黄色，单生叶腋	花蝶形，紫色，总状花序	轮伞花序腋生，花冠二唇形
气味	气微，味淡	气微香，味微甘	搓之气芳香，味微苦

【实训报告】

记录金钱草、广金钱草与连钱草的性状鉴定结果。

第二十三节 肉苁蓉与锁阳的性状鉴定

【实训目标】

熟练掌握肉苁蓉与锁阳的性状特征；能快速准确鉴定出肉苁蓉与锁阳，并说出其性状鉴定要点。

【实训材料】

肉苁蓉与锁阳标本。

【实训内容及步骤】

(1)对照表 3-22 中肉苁蓉与锁阳的性状描述，逐一观察标本。

(2)将所鉴定的肉苁蓉与锁阳混合在一起，根据性状鉴定特征分别挑拣出来。

表 3-22 肉苁蓉和锁阳的性状特征比较

	肉苁蓉	锁阳
表面	表面棕褐色或灰棕色，密被覆瓦状排列的肉质鳞叶，通常鳞叶先端已断	表面棕色或棕褐色，粗糙，具明显纵沟和不规则凹陷，有的残存三角形的黑棕色鳞片
质地	体重，质硬，微有柔性，不易折断	体重，质硬，难折断
横切面	断面棕褐色，有淡棕色点状维管束，排列成波状环纹	断面浅棕色或棕褐色，有黄色三角状维管束
气味	气微，味甜、微苦	气微，味甘而涩

【实训报告】

记录肉苁蓉与锁阳的性状鉴定结果。

第二十四节 茯苓与猪苓的性状鉴定

【实训目标】

熟练掌握茯苓与猪苓的性状特征；能快速准确鉴定出茯苓与猪苓，并说出其性状鉴定要点。

【实训材料】

茯苓与猪苓标本。

【实训内容及步骤】

(1)对照表 3-23 中茯苓与猪苓的性状描述，逐一观察标本。

(2)将所鉴定的茯苓与猪苓混合在一起，根据性状鉴定特征分别挑拣出来。

表 3-23　茯苓与猪苓性状特征比较

	茯苓	猪苓
形状	呈类球形，椭圆形或不规则块状	呈不规则条形、类圆形或扁块状
大小	大小不一	直径 2～6cm
表面	外皮薄而粗糙，棕褐色至黑褐色，皱纹明显而隆起	灰黑色或棕褐色，皱缩或有瘤状突起
质地	体重，质坚实，入水下沉	体轻，质硬，能浮于水面
断面	呈颗粒状，外层淡棕色或淡红色，内部白色；有的中间抱有松根	较细腻，类白色或黄白色
气味	气微，味淡	气微，味淡

【实训报告】

记录茯苓和猪苓的性状鉴定结果。

第二十五节　乳香与没药的性状鉴定

【实训目标】

熟练掌握乳香和没药的性状特征；能快速准确鉴定出乳香和没药，并说出其性状鉴定要点。

【实训材料】

乳香和没药标本。

【实训内容及步骤】

(1)对照表 3-24 中乳香和没药的性状描述，逐一观察标本。

(2)将所鉴定的乳香和没药混合在一起，根据性状鉴定特征分别挑拣出来。

表 3-24　乳香与没药性状特征比较

	乳香	没药
形状	呈小型乳头状、泪滴样或不规则小块状	呈不规则颗粒状或粘连成团块
大小	长 0.5～2cm，有时粘连成团块	一般直径约 2.5cm，有的可达 10cm，大小不等
表面	黄白色，半透明，久存则颜色加深。有时贮藏日久、互相摩擦使表面带有一层类白色粉尘	粗糙，呈黄棕色或红棕色，被有粉尘
断面	破碎面有玻璃样或蜡样光泽	破碎面不整齐，无光泽
气味	香气特异，味微苦	香气特异，味苦而微辛
水试	白色乳状液	黄棕色乳状液

【实训报告】

记录乳香和没药的性状鉴定结果。

第四章　中药显微鉴定技术实训

显微鉴定法就是利用显微镜、显微技术及显微化学方法等对中药进行分析鉴定的方法。可以确定中药的真伪、纯度、品质，以及建立鉴别标准。目前多数用于品种鉴定，部分用于定量分析。在鉴定过程中，以采用显微镜观察动植物的组织构造、细胞形状、内含物特征及矿物的光学特性等为主要内容。按照鉴定的方法可分为组织鉴定、粉末鉴定、显微常数测定和显微定量等。组织鉴定是粉末鉴定的基础，以粉末鉴定应用最为广泛。

第一节　中药的组织制片与绘图技术

组织鉴定是通过观察中药的组织构造特征来达到鉴定目的，主要用于个体较小的完整药材鉴定。通常用于鉴定药材性状特征不明显或外形相似而组织构造不同的类似品、混淆品、代用品、伪品，或用于多来源药材的对比鉴定，也可用于确定某种化学成分的存在部位，以考查质量。一般来说，组织鉴定对不同科属来源的药材比较容易，对于相同科属来源的药材比较困难。

一、标准操作方法

组织制片方法较多。在药材鉴定的研究工作中往往将其制成石蜡切片（永久切片），但由于制片技术复杂、费时太多，不适用于日常检验。所以在中药鉴定工作中经常采用徒手切片法制片；为观察叶类、花类及全草类药材的叶片、花冠、萼片、苞片等的表皮组织及其附属物的特征，还需要将其制成表面装片；为清楚地观察比较硬的细胞组织，如导管、纤维、石细胞等的形态，往往还要进行“组织解离”后装片；观察花粉、孢子等的形态特征或构造，需用花粉粒与孢子制片法制片。这些镜检标本片一般都是在观察前临时制备，故也被统称为“临时制片技术”。下面，我们就组织制片方法进行介绍。

1. *徒手制片法*　这是一种最基本的切片方法，不但操作简单迅速，而且制成的切片还可以保持其细胞和内含物的固有形态，便于进行各种显微化学反应。中药鉴定工作者对此必须养成熟练的操作技巧。

（1）材料的预处理

1）取材。先将需观察的部位，切成适当大小的块或短段，一般以宽不超过 1cm，长不超过 3cm 为宜。

2）软化。新鲜或软硬适中者可直接切片，较坚硬的药材应经软化处理后再进行切片。简便的软化方法是在玻璃干燥器中放入含 0.5%苯酚的水，上部瓷板上放置药材吸湿。一般材料经过12～24小时后可吸湿软化，供切片用。如仍然过硬，则可放入水中浸软或煮软。过于柔软的材料，可将其浸入70%～75%乙醇中，约20分钟变硬后再切片。

3）支持物选择。细小的果实、种子或柔软而薄的材料，如叶片、花瓣等，不便直接手持切片，可选用适宜的支持物进行切片。细小的种子或果实，可放在软木塞或橡皮片中（一侧切一窄缝，将材料嵌入其中）进行切片。叶类可夹持在质地松软的小通草中进行切片。

（2）切片。选取已软化的药材，用左手拇指、示指夹持材料，用中指托住药材底部，使材料略高出拇指、示指，肘关节靠在桌沿，以避免手臂及手腕的颤动，并使材料的切面保持水平。右手执刀片，与材料的切面保持平行（刀片或材料用蒸馏水或选择的润湿剂润滑，更便于切片），刀口向内，从左至右移动，一次切下10～20μm厚度的薄片。在切片时，材料的切面和刀刃上必须经常加水（较坚实的材料）或50%乙醇（较柔软或含黏液的材料）保持湿润，以防止材料的干燥收缩和避免切出的薄片粘在刀上，不易取下。

（3）装片。切出的薄片用毛笔轻轻从刀上拂下，放在盛有蒸馏水或50%乙醇的培养皿中，剔除小通草等夹持材料及过厚的切片。取载玻片，滴加稀甘油或其他试液，用毛笔或镊子将薄片移于其上，再滴加稀甘油，盖片镜检；或将薄片滴加水合氯醛试液加热透化，再滴加稀甘油，盖片镜检。

2. *表面制片法* 将供试品湿润软化后，剪取欲观察部位约4mm^2，一正一反置载玻片上，或撕取叶片、萼片、花冠、果皮、种皮制成表面装片，加适宜的试液或加热透化后，盖片镜检。

3. *解离组织制片* 将供试品切成长约5mm、直径约2mm的段或厚约1mm的片，如供试品中薄壁组织占大部分，木化组织少或分散存在，采用氢氧化钾法；若供试品质地坚硬，木化组织较多或集成较大群束，采用硝铬酸法或氯酸钾法。

（1）氢氧化钾法。将供试品置试管中，加5%氢氧化钾溶液适量，加热至用玻璃棒挤压能离散为止，倾去碱液，加水洗涤后，取少量置载玻片上，用解剖针撕开，滴加稀甘油，盖上盖玻片。

（2）硝铬酸法。将供试品置试管中，加硝铬酸试液适量，放置至用玻璃棒挤压能离散为止，倾去酸液，加水洗涤后，照上法装片。

（3）氯酸钾法。将供试品置试管中，加硝酸溶液（1→2）及氯酸钾少量，缓缓加热，待产生的气泡渐少时，再及时加入氯酸钾少量，以维持气泡稳定地产生，至用玻璃棒挤压能离散为止，倾去酸液，加水洗涤后，照上法装片。

4. *花粉粒与孢子制片* 取花粉、花药（或小的花）、孢子或孢子囊群（干燥的供试品浸于冰醋酸中软化），用玻璃棒研碎，经纱布过滤至离心管中，离心，取沉淀加新配制的醋酐与硫酸（9∶1）的混合液1～3ml，置水浴上加热2～3分钟，离心，取沉淀，用水洗涤2次，取沉淀少量置载玻片上，滴加水合氯醛试液，盖上盖玻片，或加50%甘油与1%苯酚各1～2滴，用品红甘油胶封藏。

二、显微观察与描述

1. *显微观察方法* 在显微镜下镜检时，视野的寻找应先用低倍镜，再用适当的高倍镜观察，即按“先低倍后高倍”的原则进行。为了避免在显微观察时，遗漏标本内某些少见或偶见的特征而影响观察结果，我们可采用“之”字移动法，使标本沿着一定的线路移动，这样可以检查到玻片下的各个部位。

此法是在对焦后，旋转移动器，从盖玻片的左上角开始，逐渐使视野由左向右移动，到达右端后，使视野向近侧移动 2/3～3/4 个视野，然后使视野由右向左移动，到达左端后，再如前法移动，直到整个标本片全部观察完毕。镜检时视野移动线路如图 4-1 所示。

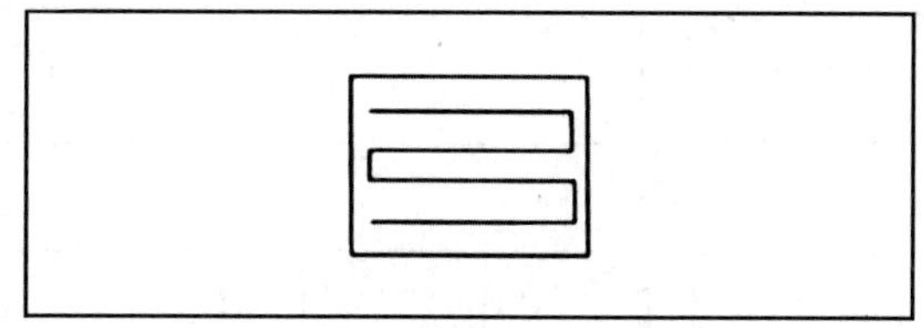

图 4-1　镜检时视野移动线路图示意

2. 显微特征描述　中药显微特征是通过观察其各种显微制片所得到的显微形象，对这些显微形象进行准确而清楚的描述是十分重要的。因此，显微特征的描述是显微鉴定工作中的重要内容，也是必备的基本功之一。

(1)显微特征描述的一般方法。

1)组织排列的描述。主要用于完整药材的各种制片的组织观察。在描述时，一般是由外向内依次进行。例如，中药草质茎的组织排列，应该先描述表皮，然后依次描述皮层、中柱鞘、维管束(韧皮部、形成层、木质部)、射线与髓。在描述中除按常规要求注意其各部分的位置、形态、有无其他组织分布等特征外，还应该主要注意以下几个方面的问题。

射线：一般由几列细胞组成，单凭横切面观察，有时可得出错误的结论，要得到正确的结论，必须通过切向纵切面的观察。在切向纵切面上，可以见到多列式射线往往呈现双凸透镜形，中间有多列细胞而上下两端渐窄至仅有一列细胞。因此，在横切面上由于切的部位不同，可以见到射线由一至多列细胞组成。

形成层：真正的形成层只有一层扁平的薄壁细胞，但与刚分裂产生的上下几层细胞没有明显的区别，在描述时有人把形成层描写为由数层细胞组成，这是不正确的。实际上，把这几层形状相似的细胞带称为“形成层区域”比较恰当。

此外，双子叶植物根类具有次生构造，如果表面具有周皮覆盖，那么通常不会有皮层存在，因为根的周皮通常发生于中柱鞘部位，等到周皮出现在根的表面时，皮层早已被推出而死亡并脱落了。在这种根的木栓层内侧有时可见到类似皮层的组织，这层组织很可能是栓内层，应当通过周皮发生部位的研究加以确证。

2)细胞形状的描述。可采用平面和立体两种方式进行，具体运用哪种方式，可根据具体情况和工作需要加以选择。

平面描述，就是根据一种显微制片上见到的细胞形状进行描述。

立体描述，就是把显微制片上见到的细胞三个切面(横切、径向纵切、切向纵切)的形状综合起来，描述其立体形状。平面描述比较简单易行，但不易使人得到立体的概念；而立体描述需要综合后才能写出，但其概念明确，最适用于粉末药材的观察。例如，木栓细胞的平面描述为横切面观扁平而切向延长，纵切面观扁平而径向延长，表面观呈多角形；立体描述则是把上述三个切面见到的形状综合起来，描述其立体形状，即木栓细胞呈扁平多边形。又如纤维，平面描述其横切面观为多角形或小三角形，纵切面观为窄长纺锤形而纵向延长；立体描述则为横切面中部呈多边形、末端呈三角形的窄长纺锤状。

3. 药材组织简图绘制法　采用一定的图案符号(图 4-2)来表示药材切面中各种组织及某些特殊构造的层次和分布范围,这种组织图称为组织简图。绘制方法如下。

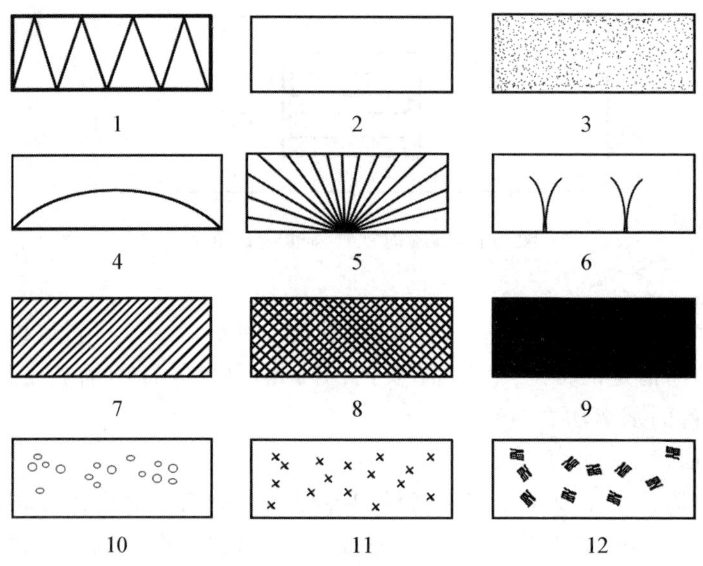

图 4-2　组织简图表示符号

1. 木栓层;2. 基本组织;3. 韧皮部;4. 形成层;5. 木质部;6. 射线;7. 厚角组织;8. 纤维;9. 石细胞;10. 分泌组织;11. 晶体;12. 针晶

(1)观察。描绘前,需要仔细观察标本片,熟悉切片中各种组织的构造层次、重要鉴别特征的位置、各种组织所占的比例等。

(2)勾画轮廓图。将组织标本片置于显微镜下观察,调整合适的放大倍数,用 3H(2H)铅笔轻轻勾画出各个部位的轮廓。

(3)修正铅笔图。按照规定的表示符号绘出各部位的重要特征,准确表示组织中各部位的范围、界限及重要特征的所在位置。

(4)图注及图名。将各部位依次向右方引出直线,标上图注,图下注明各部分名称及放大倍数。

注意事项

绘制简图符号时,应注意线条的平直和圆顺,点应均匀圆正,色调一致。简图是平面图,不应绘出立体感,所有部位均用符号表示,不应把某个部位绘成详图。简图一般要求整体性和全面性,但有的药材也可只绘局部或主要部位。

第二节　中药的粉末制片与绘图技术

一、标准操作方法

1. 粉末制片

(1)粉末制备。药材应先干燥，磨或锉成细粉，过4号筛，混匀，装瓶，贴上标签。制备粉末时，取样要有代表性，如根要切取根头、根中段及根尾等部位，全部磨成粉，不得丢弃渣头；干燥温度一般不宜超过60℃，以免淀粉粒糊化。

(2)制片。用解剖针挑取粉末少许，置载玻片中央偏右的位置，滴加适宜的透明剂1～2滴，搅匀，待液体渗入粉末后，用左手示指与拇指夹持盖玻片边缘，使其左侧与试液左侧接触，再用右手持小镊子或解剖针托住盖玻片的右侧，轻轻下放，使液体逐渐扩延并充满盖玻片下方。若液体未充满盖玻片，应从空隙相对的边缘滴加液体，以防产生气泡；若液体过多，用滤纸吸去溢出的液体，最后在载玻片的左端贴上标签，即可镜检。

需用水合氯醛试液透化时，滴加试液后，手执载玻片一端或用镊子夹持，保持水平置酒精灯火焰上方1～2cm处加热，微沸后，离开火焰，再滴加水合氯醛试液，放在小火上继续加热，如此反复操作至粉末呈透明状为止，放冷后滴加稀甘油1～2滴，封片镜检。

水合氯醛透化制片法

2. 药材粉末图绘制法　粉末图是描绘粉末药材中具有鉴别意义的组织碎片、细胞或细胞内含物形态的特征图，绘制方法如下。

(1)制作合适的粉末标本片，仔细观察。

(2)选择有鉴别意义的特征，如实描绘。常见的粉末特征有导管、各种厚壁细胞、内含物、分泌组织、毛茸等。注意观察和描绘不同的角度和断面；同一张粉末图中，要求使用同一个放大倍数。

(3)绘图时，主要特征绘在画面的中央部位，次要特征绘在图面的边缘部位。既不能过于密集繁杂，又不能过于稀疏松散，切记不可纵、横排队式。单个细胞要求完整，组织碎片可绘全部或典型的一部分。

(4)图注和图名。铅笔图绘完后，将各类粉末特征标上数码，在图下写明图的名称、放大倍数，其下面注明特征数码对应的图注。

3. 实训提示

(1)在进行未知粉末装片时，一般先用水、稀甘油或甘油醋酸装片，观察记录后再用水合氯醛冷装或透化装片，最后可滴加其他理化试剂进行显微观察。

(2)装片用的液体如易挥发，装片后应立即观察。用水装片也较易蒸发而干涸，滴加少许甘油可延长保存时间。

(3)一般需观察2～5个显微标本片，根据能否观察到某药材的专属性特征，判断该特征是否存在。

(4)为提高显微鉴定的正确性，可与对照药材或已准确进行品种鉴定的药材对照观察。

注意事项

防止标本片产生气泡，干扰观察。用水或稀甘油装片时，先加少量乙醇使其润湿，可避免或减少气泡的形成，或反复将盖玻片沿一侧轻抬，亦可使多数气泡逸出；用水合氯醛试液透化处理时，加热温度不宜过高，以防止水合氯醛试液沸腾，使组织中带入气泡；搅拌时产生的气泡可随时用针将其移出；菌类药材一般用蒸馏水装片，若用稀甘油装片，因其渗透性较差，粉末易成团并形成大量气泡。

4. 用于组织切片及粉末药材的封藏剂

(1)水合氯醛试液。为常用的优良的化学透明剂之一，特点是能迅速透入组织，使干燥收缩的细胞逐渐膨胀复原，并能溶解大多数细胞内含物，如淀粉粒、叶绿体、菊糖、树脂、蛋白质、挥发油等，使细胞组织清晰透明，易于观察。用水合氯醛装片可观察各种组织特征、各种结晶(如草酸钙结晶、碳酸钙结晶和硅质块)、各类细胞形状(如导管、纤维、石细胞、木栓细胞)等。不加热装片可观察菊糖、橙皮苷结晶。天冷时，水合氯醛装片后易析出结晶，可加1滴稀甘油加以避免。

(2)稀甘油。为物理性透明剂，能较快透入组织，形成良好的透光条件，一般做临时封藏剂，常用于观察糊粉粒和菌丝等。

(3)甘油醋酸试液(斯氏液)。为可用于观察淀粉粒或测量其大小的封藏剂，也可以用乳酸酚溶液代替。

(4)乙醇。根据不同目的，选用不同浓度的乙醇装片。低浓度(10%～30%)乙醇可以代替水软化含黏液质的材料；50%以上的乙醇可以固定乳管；80%～90%的乙醇可以固定和观察菊糖；95%的乙醇可以观察黏液细胞；100%的乙醇可用于植物叶绿体脱色。

(5)蒸馏水。可以溶解水溶性物质，透入组织较快，但不能溶解大多数细胞内含物，透明度差，易干燥。可用于检查淀粉粒的有无或配合其他试剂检查细胞壁和细胞内含物的性质。

中药材组织和粉末的主要观察特征如表4-1所示。

表4-1　中药材组织和粉末的主要观察特征

中药类别	组织片	粉末片
根及根茎类	木栓层(表皮、周皮)、皮层、维管束、韧皮部、形成层、木质部、髓部	细胞后含物(淀粉粒、菊糖、结晶)、分泌组织、纤维、石细胞、导管、木栓细胞、后生皮层、表皮细胞
木质茎类	木栓层、栓内层、皮层、中柱鞘、韧皮部、形成层、木质部、髓部	木栓细胞、石细胞、纤维、晶体
木类	导管、纤维、木射线	导管、木纤维、木薄壁细胞
皮类	木栓层、栓内层、皮层、中柱鞘、射线、厚壁组织、分泌组织	木栓细胞、石细胞、纤维、分泌组织、晶体
叶类	表皮、栅栏组织、海绵组织、厚角组织、中脉	表皮细胞、气孔、腺毛、非腺毛、晶体

（续表）

中药类别	组织片	粉末片
花类	花粉粒、毛茸、表皮细胞	花粉粒（形状、大小、外壁特征、萌发孔）、花粉囊内壁、毛茸
果实类	外果皮、中果皮、内果皮	外果皮细胞、内果皮细胞、分泌组织
种子类	种皮及其各层结构、胚乳	种皮细胞、石细胞、油细胞、糊粉粒
全草类	植物体各个部分的特征	植物体各个部分的特征
菌类		菌丝、团块、孢子、结晶
动物类		皮肤碎片、肌纤维、刚毛、体壁碎片、骨碎片、鳞片
矿物类		晶体的形状、透明度和表面纹理

第三节　大黄的显微鉴定

【实训目标】

熟练掌握大黄的显微鉴定特征。

【实训准备】

（1）实训材料。大黄粉末、大黄永久制片。

（2）实训器具。显微镜、酒精灯等。

（3）实训试剂。蒸馏水、稀甘油、甘油醋酸试液、水合氯醛试液、氢氧化钠试液等。

【实训内容及步骤】

（1）大黄根茎横切面。①木栓层及皮层多已除去，偶有残留；②韧皮部筛管群明显，薄壁组织发达，有黏液腔；③形成层成环；④木质部射线较密，宽2～4列细胞，内含棕色物；导管非木化，常1至数个相聚，稀疏排列；⑤髓部宽广，有异常维管束（星点）环列或散在；异常维管束的形成层成环，外侧为木质部，内侧为韧皮部，射线呈星状射出；韧皮部中有黏液腔，内含红棕色物质；⑥薄壁细胞含草酸钙簇晶及淀粉粒。（图4-3）

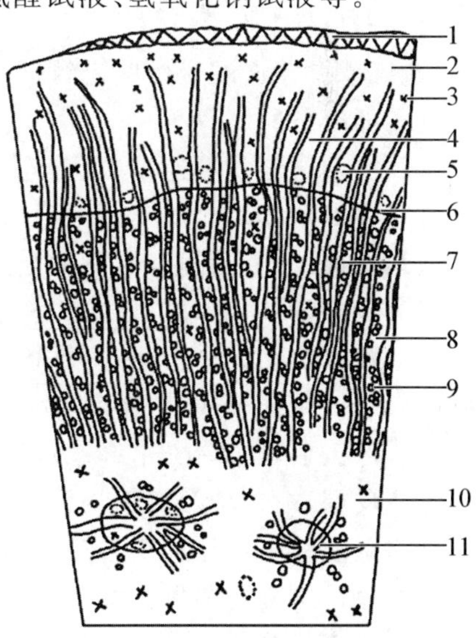

图4-3　大黄（根茎）横切面简图

1. 木栓层；2. 皮层；3. 簇晶；4. 韧皮部；5. 黏液腔；6. 形成层；7. 射线；8. 木质部；9. 导管；10. 髓；11. 异常维管束

（2）大黄根横切面。木质部发达，中央无髓。余同根茎。

（3）大黄粉末。黄棕色。注意观察：①草酸钙簇晶，直径20～160μm（～190μm），棱角较钝；②导管，为具缘纹孔、网纹、螺纹及环纹导管，非木化；③淀粉粒，甚多，单粒呈类球形或多角形，直径3～45μm，脐点星状；复粒由2～8个分粒组成。（图4-4，彩图1）

【实训报告】

绘制大黄根茎横切面简图及粉末特征图。

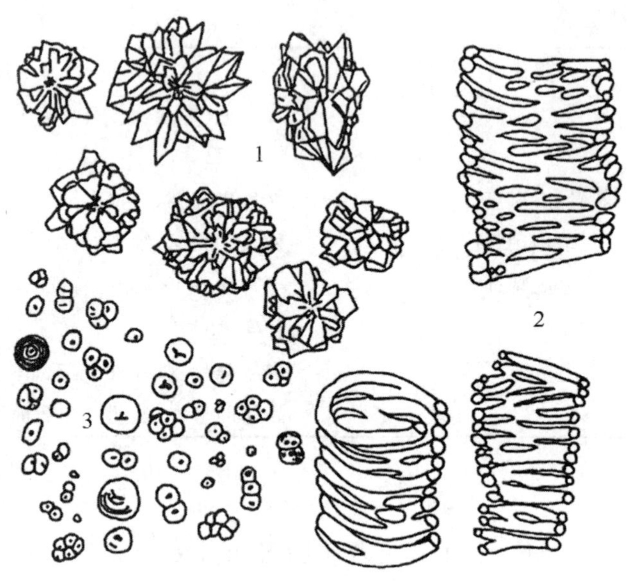

图 4-4 大黄(掌叶大黄)粉末图

1. 草酸钙簇晶;2. 导管;3. 淀粉粒

第四节 黄连的显微鉴定

【实训目标】

熟练掌握黄连的显微鉴定特征及双子叶植物根茎类药材的内部构造特点。

【实训准备】

(1)实训材料。黄连粉末、黄连永久制片。

(2)实训器具。显微镜、酒精灯、紫外分析仪等。

(3)实训试剂。稀甘油、甘油醋酸试液、水合氯醛试液、乙醇、30%硝酸等。

【实训内容及步骤】

(1)黄连横切面。①味连:木栓层为数列细胞;皮层较宽,石细胞单个或成群散在,有根迹维管束;中柱鞘纤维成束或伴有少数石细胞,均显黄色;维管束外韧型,环列,束间形成层不明显,木质部黄色,均木化,木纤维较发达;髓部偶见石细胞。②雅连:髓部有石细胞,余同味连。③云连:皮层、中柱鞘及髓部均无石细胞。(图 4-5)

(2)黄连粉末。味连粉末呈黄棕色或黄色。①石细胞:类方形、类圆形、类长方形或近多角形,黄色,壁厚,壁孔明显。②中柱鞘纤维:黄色,纺锤形或梭形,壁厚。③木纤维:较细长,壁较薄,有稀疏点状纹孔。④木薄壁细胞:类长方形或不规则形,壁稍厚,有纹孔。⑤鳞叶表皮细胞:绿黄色或黄棕色,细胞长方形或长多角形,壁微波状弯曲,或呈连珠状增厚。⑥导管:为网纹或孔纹导管,短节状。⑦淀粉粒:多单粒,类圆形,直径 2～3μm。(图 4-6,彩图 2)

雅连与味连相似,但石细胞较多,金黄色,呈不规则条形或长椭圆形。

(3)显微化学反应。取粉末或薄切片置载玻片上,加 95%乙醇 1～2 滴及 30%硝酸 1 滴,加盖玻片,放置片刻,镜检,有黄色针状或针簇状结晶析出(硝酸小檗碱)。

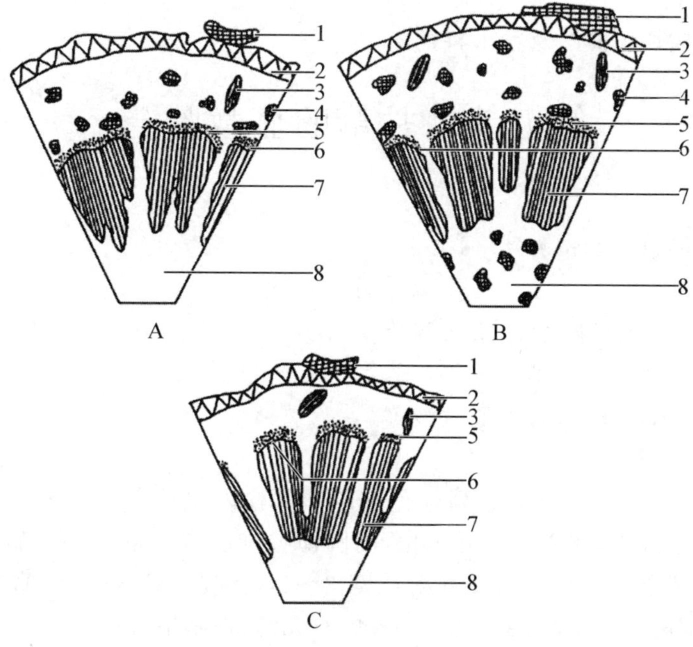

图 4-5　黄连横切面简图

A. 味连；B. 雅连；C. 云连

1. 鳞叶组织；2. 木栓层；3. 根迹维管束；4. 石细胞；5. 韧皮部；6. 形成层；7. 木质部；8. 髓部

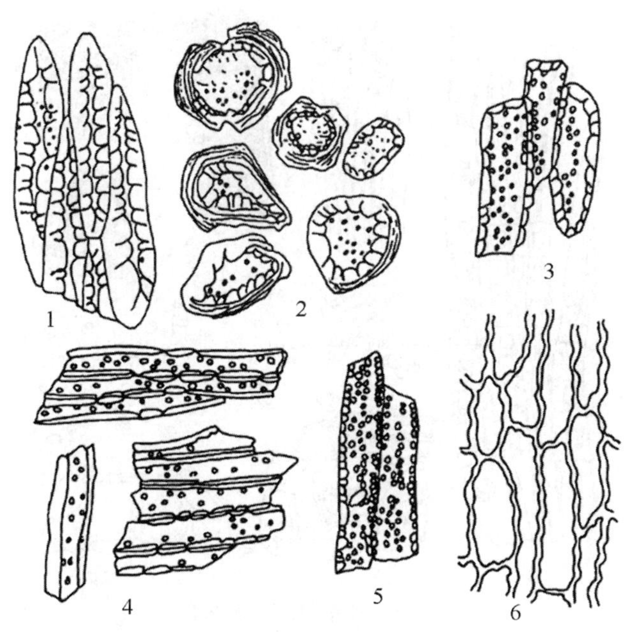

图 4-6　黄连(味连)粉末图

1. 中柱鞘纤维；2. 石细胞；3. 木薄壁细胞；4. 木纤维；5. 导管；6. 鳞叶表皮细胞

【实训报告】

绘制黄连根茎横切面简图及粉末特征图。

第五节　甘草的显微鉴定

【实训目标】

熟练掌握甘草的显微鉴定方法。

【实训准备】

(1)实训材料。甘草粉末、甘草永久制片。

(2)实训器具。显微镜、酒精灯等。

(3)实训试剂。稀甘油、水合氯醛试液等。

【实训内容及步骤】

(1)甘草横切面。①木栓层为数列棕色细胞。②栓内层较窄。③韧皮部射线宽广,多弯曲,常现裂隙;纤维多成束,非木化或微木化,周围薄壁细胞常含草酸钙方晶;筛管群常因压缩而变形。④束内形成层明显。⑤木质部射线宽3～5列细胞;导管较多,直径约160μm;木纤维成束,周围薄壁细胞亦含草酸钙方晶。⑥根中心无髓;根茎中心有髓。

(2)甘草粉末。呈淡棕黄色。①纤维及晶纤维:纤维成束,直径8～14μm,壁厚,微木化,周围薄壁细胞含草酸钙方晶,形成晶纤维;草酸钙方晶多见。②导管:具缘纹孔导管较大,直径160μm,稀有网纹导管。③木栓细胞:多角形或长方形,红棕色,微木化。④淀粉粒:多为单粒,卵圆形或椭圆形,脐点点状。⑤棕色块状物:形状不一。(图4-7,彩图3)

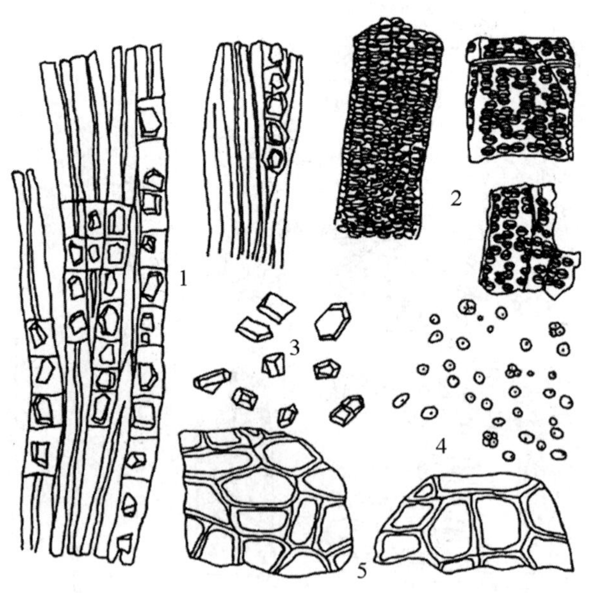

图4-7　甘草(甘草)粉末图

1. 晶纤维;2. 导管;3. 草酸钙方晶;4. 淀粉粒;5. 木栓细胞

【实训报告】　绘制甘草横切面简图及粉末特征图。

第六节　人参的显微鉴定

【实训目标】

熟练掌握人参的显微鉴定方法。

【实训准备】

(1)实训材料。人参粉末、人参永久制片。

(2)实训器具。显微镜、酒精灯等。

(3)实训试剂。稀甘油、甘油醋酸试液、水合氯醛试液等。

【实训内容及步骤】

(1)人参主根横切面。①木栓层为数列细胞,栓内层窄。②韧皮部外侧有裂隙,内侧薄壁细胞排列较紧密,有树脂道散在,内含黄色分泌物。③形成层成环。④木质部射线宽广,导管单个散在或数个相聚,断续排列成放射状,导管旁偶有非木化的纤维。⑤薄壁细胞含草酸钙簇晶。(图 4-8)

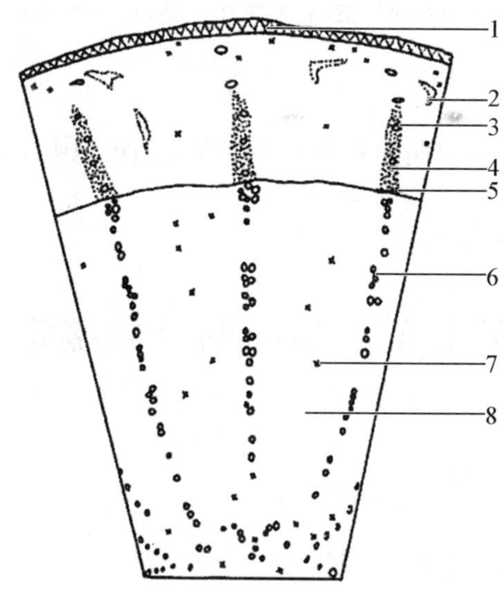

图 4-8　人参(主根)横切面简图

1. 木栓层;2. 裂隙;3. 树脂道;4. 韧皮部;5. 形成层;6. 木质部;7. 草酸钙簇晶;8. 射线

(2)人参(生晒参)粉末。淡黄白色。①树脂道碎片:内含黄色块状分泌物。②草酸钙簇晶:直径 20～68μm,棱角锐尖。③木栓细胞:表面观呈类方形或多角形,壁细波状弯曲。④导管:多网纹或梯纹,稀有螺纹,直径 10～56μm。⑤淀粉粒:甚多,单粒类球形、半圆形或不规则多角形,直径 4～20μm,脐点点状或裂缝状;复粒由 2～6 个分粒组成。(图 4-9,彩图 4)

人参的显微鉴定

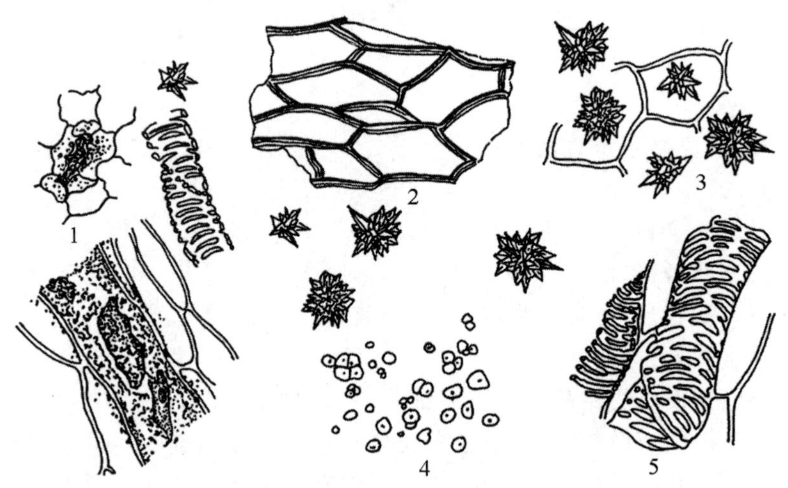

图 4-9　人参粉末图

1. 树脂道;2. 木栓细胞;3. 草酸钙簇晶;4. 淀粉粒;5. 导管

【实训提示】

在显微特征方面:人参具有树脂道和草酸钙簇晶,而伪品则不同时具有二者。

【实训报告】

绘制人参横切面简图及粉末特征图。

第七节　当归的显微鉴定

【实训目标】

熟练掌握当归的显微鉴定特征。

【实训准备】

(1)实训材料。当归粉末、当归永久制片。

(2)实训器具。显微镜、酒精灯等。

(3)实训试剂。稀甘油、甘油醋酸试液、水合氯醛试液等。

【实训内容及步骤】

(1)当归主根横切面。①木栓层为数列细胞。②栓内层窄,有少数油室。③韧皮部宽广,多裂隙,散在多数类圆形油室,外侧较大,向内渐小,周围的分泌细胞 6～9 个。④形成层呈环。⑤木质部射线宽 3～5 列细胞,导管单个散在或 2～3 个相聚,呈放射状排列。⑥薄壁细胞含淀粉粒。(图 4-10)

(2)当归粉末。呈淡黄棕色。①韧皮薄壁细胞:呈纺锤形,壁略厚,表面有极微细的斜向交错纹理,有时可见菲薄的横隔。②油室碎片:内含棕色分泌物及油滴。③导管:主要为梯纹导管和网纹导管,直径约 80μm。此外,尚有木栓细胞、淀粉粒,偶见木纤维。(图 4-11,彩图 5)

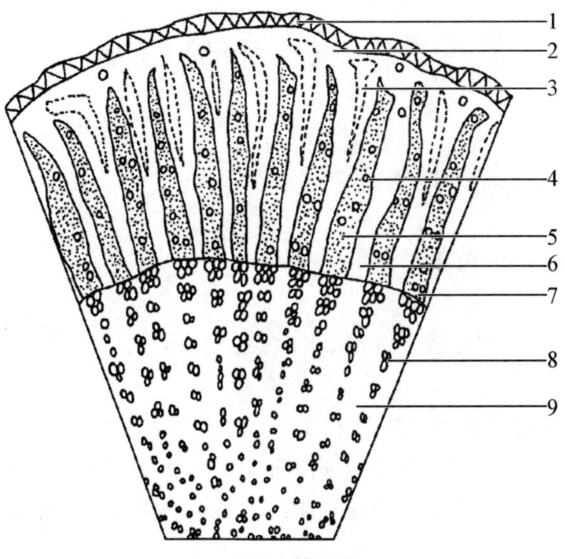

图 4-10　当归(主根)横切面简图

1. 木栓层;2. 栓内层;3. 裂隙;4. 油室;5. 韧皮部;
6. 韧皮射线;7. 形成层环;8. 导管;9. 木射线

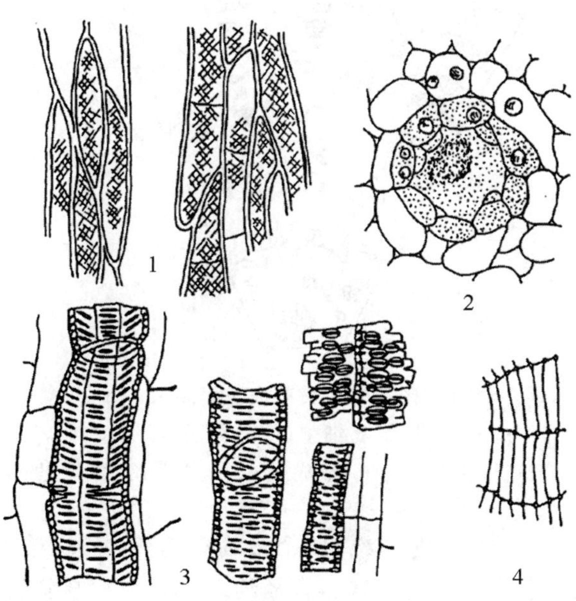

图 4-11　当归粉末图

1. 纺锤形韧皮薄壁细胞;2. 油室;3. 导管;4. 木栓细胞

【实训报告】

绘制当归粉末特征图。

第八节　黄芩的显微鉴定

【实训目标】

熟练掌握黄芩的显微鉴定特征。

【实训准备】

(1)实训材料。黄芩粉末、黄芩永久制片。

(2)实训器具。显微镜、酒精灯等。

(3)实训试剂。稀甘油、甘油醋酸试液、水合氯醛试液等。

【实训内容及步骤】

(1)黄芩横切面。①木栓层为8～20列扁平细胞,外缘多破裂。②韧皮部宽广,有多数石细胞和纤维,单个或成群散在,石细胞多分布于外侧,纤维多分布于内侧。③形成层成环。④木质部导管成束,排列成扁平层状,老根中央可见栓化细胞环。薄壁细胞中含淀粉粒。(图4-12)

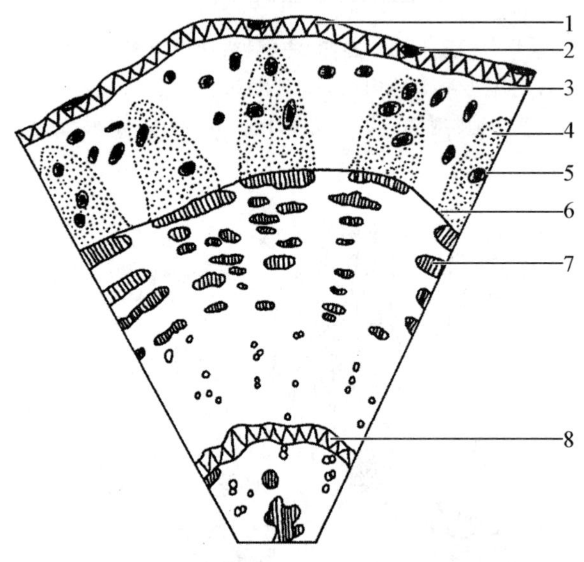

图4-12　黄芩横切面简图

1. 木栓层;2. 石细胞;3. 栓内层;4. 韧皮部;
5. 石细胞与韧皮纤维;6. 形成层;7. 木质部;8. 木栓化细胞环

(2)黄芩粉末。呈黄色。①韧皮纤维:单个散在或数个成束,梭形,长60～250μm,直径9～33μm,壁厚,孔沟细。②木纤维:多碎断,直径约12μm,具稀疏斜纹孔。③石细胞:类圆形、类方形或长方形,壁厚。④纺锤形木薄壁细胞:伴于导管旁,壁稍厚,中部有横隔。⑤韧皮薄壁细胞:纺锤形或长圆形,壁连珠状增厚。⑥导管:为网纹及具缘纹孔导管,直径24～72μm。⑦木栓细胞:多角形,棕黄色。⑧淀粉粒:单粒类球形,直径2～10μm,脐点明显,复粒由2～3个分粒组成。(图4-13,彩图6)

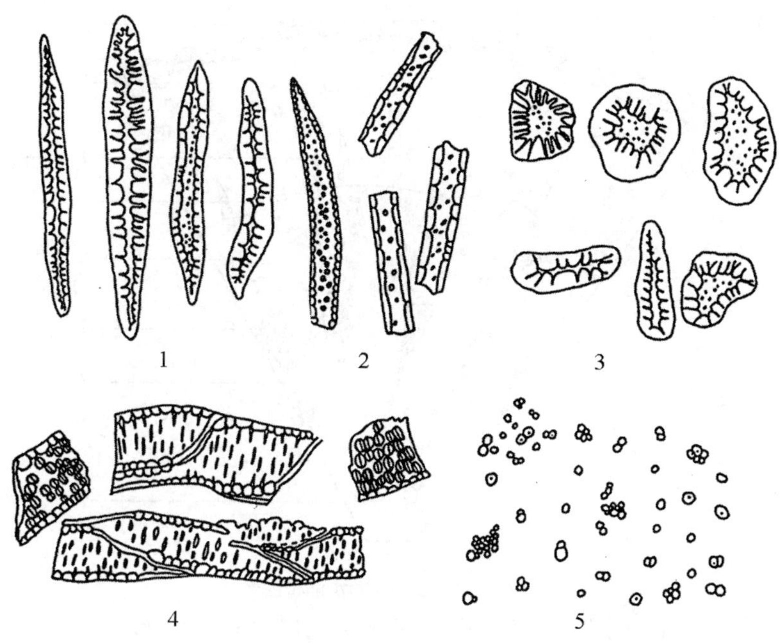

图 4-13　黄芩粉末图

1. 韧皮纤维；2. 木纤维；3. 石细胞；4. 导管；5. 淀粉粒

【实训报告】

绘制黄芩粉末特征图。

第九节　白术的显微鉴定

【实训目标】

熟练掌握白术的显微鉴定特征。

【实训准备】

(1)实训材料。白术粉末、白术永久制片。

(2)实训器具。显微镜、酒精灯等。

(3)实训试剂。稀甘油、甘油醋酸试液、水合氯醛试液等。

【实训内容及步骤】

(1)白术横切面。①木栓细胞数列，其内侧常夹有断续的石细胞环。②皮层、韧皮部、木射线及髓中散有多数油室，油室内含棕色油滴。③形成层环明显。④木质部呈放射状排列，中部和内部木质部束的附近有较多的纤维束，以初生木质部附近的纤维束最发达。⑤中央有髓部。薄壁细胞中含草酸钙针晶和菊糖。(图 4-14)

(2)白术粉末。呈淡黄棕色。①草酸钙针晶：细小，长 10～32μm，不规则地聚集于薄壁细胞中，少数针晶直径 4μm。②纤维：黄色，大多成束，长梭形，壁甚厚，木化，孔沟明显。③石细胞：淡黄色，类圆形、多角形、长方形或少数纺锤形，直径 37～64μm。④导管：为网纹或具缘纹孔导管，分子短小，直径 48μm。⑤薄壁细胞含菊糖，表面具放射状纹理。(图 4-15，彩图 7)

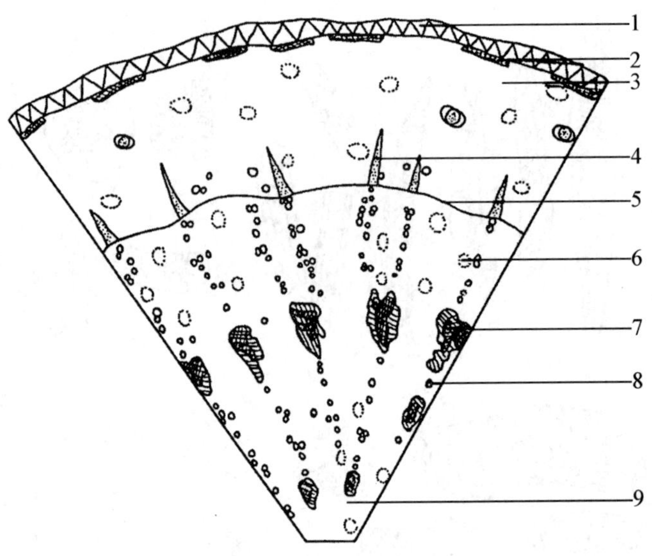

图 4-14 白术横切面简图

1. 木栓层；2. 石细胞；3. 皮层；4. 韧皮部；5. 形成层；
6. 油室；7. 纤维；8. 木质部导管；9. 髓

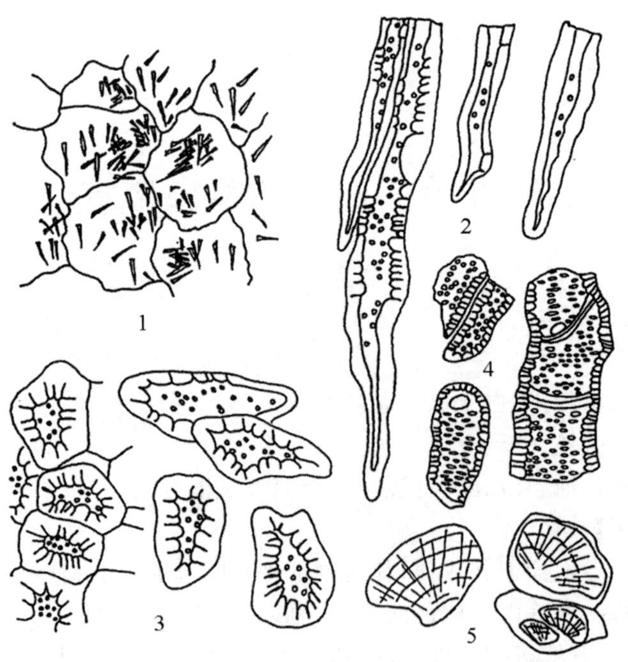

图 4-15 白术粉末图

1. 草酸钙针晶；2. 纤维；3. 石细胞；4. 导管；5. 菊糖

【实训报告】

绘制白术粉末特征图。

第十节 半夏的显微鉴定

【实训目标】

熟练掌握半夏的显微鉴定特征。

【实训准备】

(1)实训材料。半夏粉末。

(2)实训器具。显微镜等。

(3)实训试剂。稀甘油、甘油醋酸试液、水合氯醛试液等。

【实训内容及步骤】

半夏粉末。呈类白色。①淀粉粒:甚多,单粒类圆形、半圆形或圆多角形,直径 2～20μm,脐点裂缝状、人字状或星状,复粒由 2～6 个分粒组成。②草酸钙针晶束:存在于椭圆形黏液细胞中,或随处散在,针晶长 20～144μm。③导管:为螺纹或环纹,直径 10～24μm。(图 4-16,彩图 8)

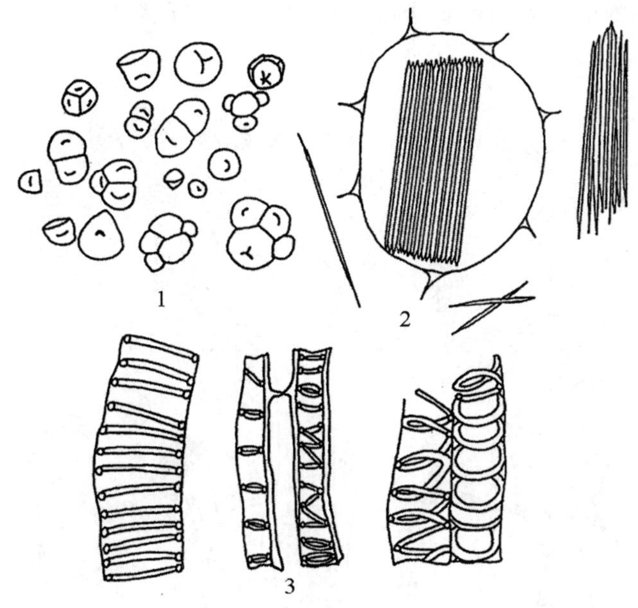

图 4-16 半夏粉末图

1. 淀粉粒;2. 草酸钙针晶束;3. 导管

【实训报告】

绘制半夏粉末特征图。

第十一节　浙贝母的显微鉴定

【实训目标】

熟练掌握浙贝母的显微鉴定特征。

【实训准备】

(1)实训材料。浙贝母粉末。

(2)实训器具。显微镜、酒精灯等。

(3)实训试剂。稀甘油、甘油醋酸试液、水合氯醛试液等。

【实训内容及步骤】

浙贝母粉末。呈淡黄白色。①淀粉粒:甚多,为粉末的主体。单粒卵形、广卵形、椭圆形、灯泡形或类圆形,脐点隐约可见,点状、裂缝状、人字形或马蹄状,位于较小端,层纹明显而细密。复粒稀少,由2～3个分粒组成。②表皮细胞及气孔:淡黄色或黄色。气孔扁圆形,直径48～80μm,副卫细胞4～6个。表皮细胞表面观呈类多角形或长方形,垂周壁连珠状增厚密集,细胞中含细小草酸钙方晶。③导管:多为螺纹导管。④草酸钙方晶:存在于表皮细胞及导管旁的薄壁细胞中。方形或多面形,少数呈梭形、杆状或簇状,直径约20μm。(图4-17,彩图9)

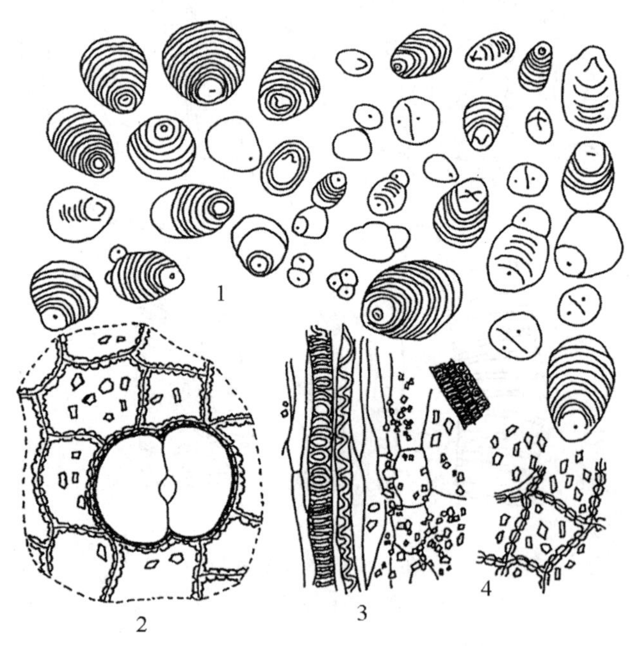

图4-17　浙贝母粉末图

1. 淀粉粒;2. 表皮细胞及气孔;3. 导管;4. 草酸钙方晶

【实训报告】

绘制浙贝母粉末特征图。

第十二节　天花粉的显微鉴定

【实训目标】

熟练掌握天花粉的显微鉴定特征。

【实训准备】

(1)实训材料。天花粉粉末。

(2)实训器具。显微镜、酒精灯等。

(3)实训试剂。稀甘油、甘油醋酸试液、水合氯醛试液等。

【实训内容及步骤】

天花粉粉末。呈类白色。①淀粉粒:极多,为粉末的主体。单粒较少,类圆形,脐点点状、短缝状、人字状或星状,大粒层纹明显;复粒常有一个大的盔帽形分粒,下端与10多个小分粒复合。②导管:多为具缘纹孔导管,淡黄绿色。多破碎,具缘纹孔呈六角形、方形或横向延长,直径6～9μm。③石细胞:较多,单个散在或数个整齐连接,黄绿色,呈长方形、椭圆形、类方形、纺锤形、圆多角形或类三角形,有的一侧较薄,层纹多不明显,纹孔及孔沟细密。有的石细胞与韧皮纤维毗连。④木薄壁细胞:单个散在或位于导管旁。与导管相接的呈长方形,壁波状弯曲,略呈连珠状增厚,木化,纹孔扁椭圆形;稍外方的细胞狭长,壁平直,纹孔扁圆形。⑤木纤维:成束或单个散在。多为纤维管胞,较粗,稍弯曲,具缘纹孔较稀疏,纹孔口斜裂缝状,甚长,超出纹孔缘。(图4-18,彩图10)

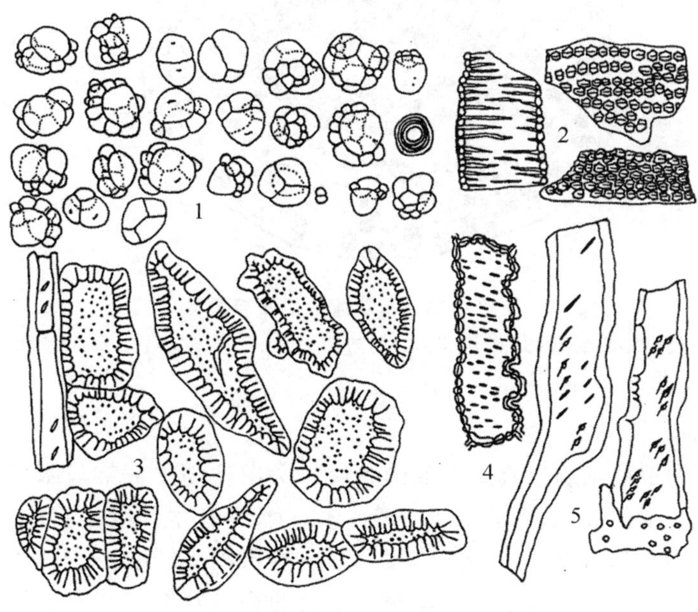

图4-18　天花粉粉末图

1. 淀粉粒;2. 导管;3. 石细胞;4. 木薄壁细胞;5. 木纤维

【实训报告】

绘制天花粉粉末特征图。

第十三节　石菖蒲与百部的显微鉴定

【实训目标】

熟练掌握石菖蒲与百部的显微鉴定特征；学会单子叶植物根茎及根的显微鉴定方法。

【实训准备】

(1)实训材料。石菖蒲永久制片或临时制片；百部永久制片或临时制片等。

(2)实训器具。显微镜、酒精灯等。

(3)实训试剂。稀甘油、甘油醋酸试液、水合氯醛试液。

【实训内容及步骤】

(1)石菖蒲横切面。①表皮细胞外壁增厚，棕色。②皮层散有纤维束及叶迹维管束；叶迹维管束外韧型，维管束鞘纤维成环，木化；内皮层明显。③中柱维管束周木型及外韧型，维管束鞘纤维较少。④纤维束及维管束鞘纤维周围薄壁细胞中含草酸钙方晶，形成晶纤维。⑤薄壁细胞中散有类圆形油细胞。(图 4-19)

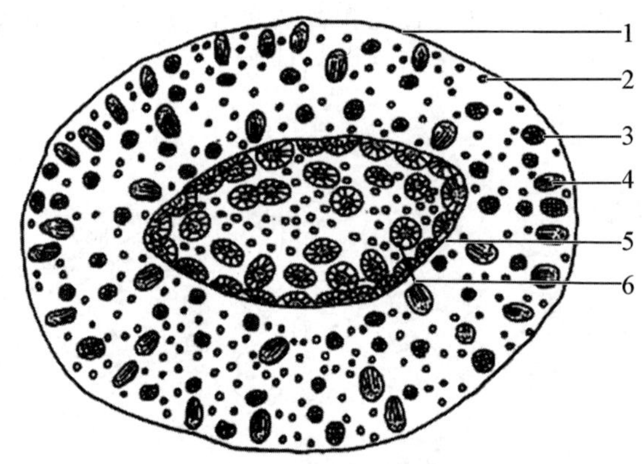

图 4-19　石菖蒲横切面简图

1. 表皮；2. 油细胞；3. 纤维束；4. 叶迹维管束；5. 内皮层；6. 周木型维管束

(2)百部横切面。

1)直立百部。①根被细胞壁具致密的细条纹。②中柱韧皮部束与木质部束间隔排列，韧皮部束内侧有少数非木化纤维；木质部束导管 2～5 个，并有木纤维及管胞，导管类多角形，径向直径约 48μm，偶有导管深入至髓部。③髓部散有少数细小纤维。(图 4-20)

2)蔓生百部、对叶百部。注意观察：①根被细胞的列数及细胞壁有无细条纹；②中柱韧皮部束个数等特征。

【实训报告】

绘制石菖蒲、百部横切面简图。

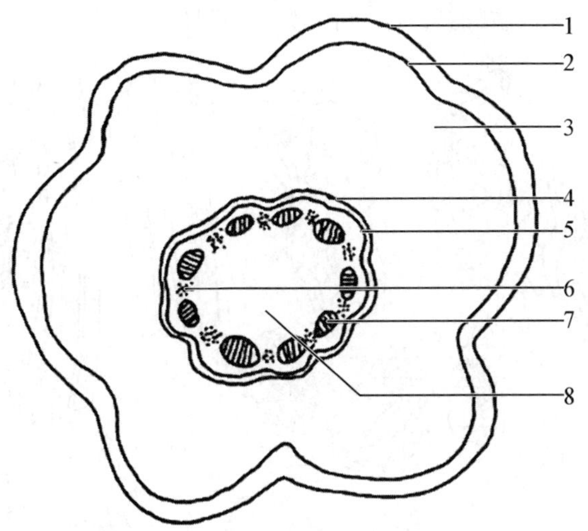

图 4-20　直立百部横切面简图

1. 根被；2. 外皮层；3. 皮层；4. 内皮层；5. 中柱鞘；6. 韧皮部；7. 木质部；8. 髓

第十四节　厚朴的显微鉴定

【实训目标】

熟练掌握厚朴的显微鉴定特征。

【实训准备】

(1)实训材料。厚朴粉末、厚朴永久制片等。

(2)实训器具。显微镜、酒精灯等。

(3)实训试剂。稀甘油、甘油醋酸试液、水合氯醛试液等。

【实训内容及步骤】

(1)厚朴横切面。①木栓层为 10 余列细胞，有的可见落皮层。②皮层外侧有石细胞环带，内侧散有多数油细胞及石细胞群。③韧皮射线宽 1～3 列细胞；纤维束众多，壁极厚；油细胞较多，单个散在或 2～5 个相连。④薄壁细胞中含淀粉粒(蒸过的大多已糊化)及少数草酸钙方晶。(图 4-21)

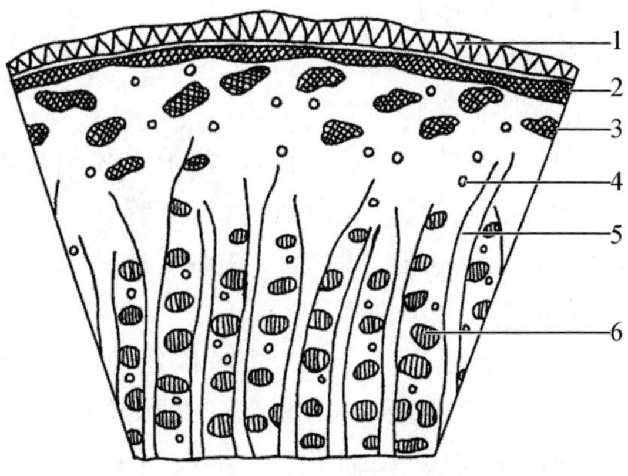

图 4-21　厚朴横切面简图

1. 木栓层；2. 石细胞环带；3. 异型石细胞；4. 油细胞；5. 韧皮射线；6. 韧皮纤维束

(2)厚朴粉末。呈棕色。①石细胞：呈类方形、椭圆形、卵圆形或不规则分枝状，直径 11～65μm，有时可见层纹。②纤维：多成束，直径 15～32μm，壁甚厚，有的呈波浪形或一边呈锯齿状，孔沟不明显。③油细胞：呈椭圆形或类圆形，直径 50～85μm，含黄棕色油状

物。尚可见筛管、木栓细胞、草酸钙方晶。(图 4-22,彩图 11)

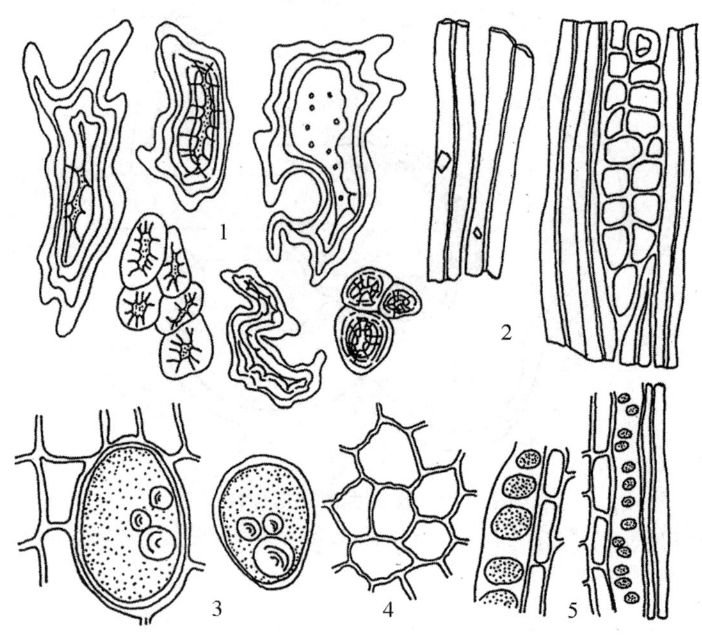

图 4-22　厚朴粉末图

1. 石细胞;2. 纤维;3. 油细胞;4. 木栓细胞;5. 筛管分子

【实训报告】

绘制厚朴横切面简图及粉末特征图。

第十五节　黄柏的显微鉴定

【实训目标】

熟练掌握黄柏的显微鉴定特征。

【实训准备】

(1)实训材料。黄柏粉末、黄柏永久制片等。

(2)实训器具。显微镜、酒精灯等。

(3)实训试剂。稀甘油、甘油醋酸试液、水合氯醛试液等。

【实训内容及步骤】

(1)黄柏横切面。①未去净栓皮者,有木栓细胞残留,内含黄棕色物质,栓内层细胞中含草酸钙方晶。②皮层较窄,散有石细胞群及纤维束。③韧皮部外侧有少数石细胞,纤维束切向排列呈断续的层带(硬韧部),纤维束周围的薄壁细胞中常含草酸钙方晶,形成晶纤维。④射线宽 2～4 列细胞,常弯曲而细长。⑤薄壁细胞中含细小淀粉粒及草酸钙方晶,黏液细胞随处可见。

(2)黄柏粉末。呈鲜黄色。①石细胞:鲜黄色,成群或单个散在,类圆形或纺锤形,直径 35～128μm,有的呈分枝状,枝端尖锐,壁厚,具细密层纹;可见大型纤维状的石细胞,长可达 900μm。②纤维及晶纤维:纤维鲜黄色,直径 16～38μm,常成束,壁厚腔狭,边缘微波状;纤维束周围的细胞中含草酸钙方晶，形成晶纤维，含晶细胞壁木化增厚。③黏液细胞：类球形，含黄色无定形黏液质。④草酸钙方晶较多。（图 4-23，彩图 12）

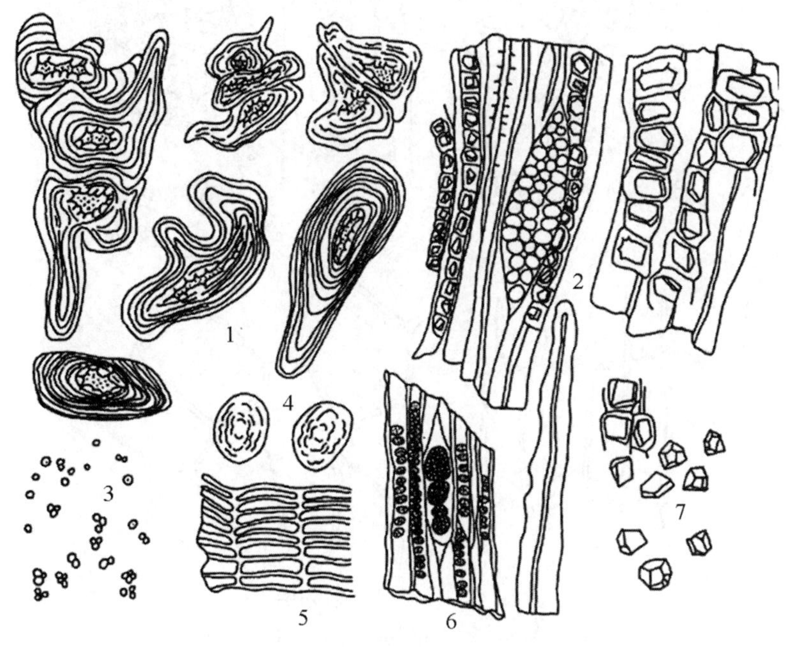

图 4-23　黄柏粉末图

1. 石细胞；2. 纤维及晶纤维；3. 淀粉粒；4. 黏液细胞；5. 木栓细胞；6. 筛管；7. 草酸钙方晶

【实训报告】

绘制黄柏横切面简图及粉末特征图。

第十六节　牡丹皮的显微鉴定

【实训目标】

熟练掌握牡丹皮的显微鉴定特征。

【实训准备】

(1)实训材料。牡丹皮粉末。

(2)实训器具。显微镜、酒精灯等。

(3)实训试剂。稀甘油、甘油醋酸试液、水合氯醛试液等。

【实训内容及步骤】

牡丹皮粉末。呈淡红棕色。①淀粉粒：众多，单粒呈类球形或多角形，直径 3～16μm，脐点点状、裂缝状、飞鸟状；复粒由 2～6 个分粒组成。②草酸钙簇晶：甚多，直径 9～45μm，有时含晶细胞连接，簇晶排列成行，或一个细胞中含有数个簇晶，或簇晶充塞于细胞间隙中。③木栓细胞：长方形，壁稍厚，浅红色。④牡丹酚：有时可见，针状、片状结晶。（图 4-24，彩图 13）

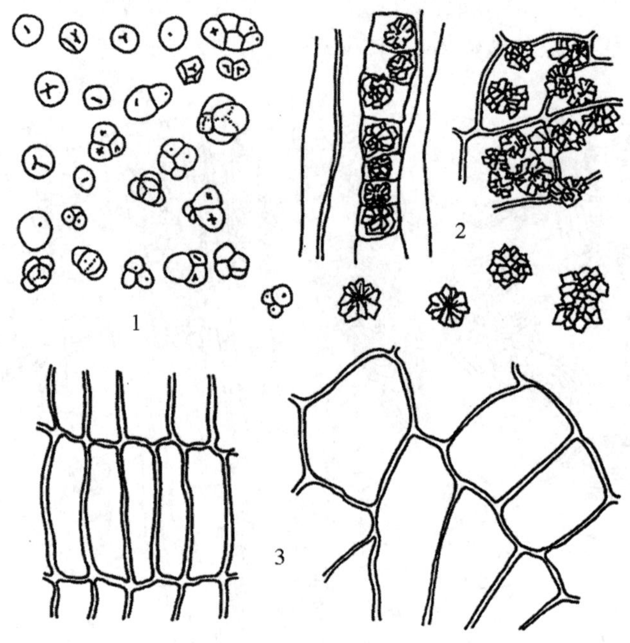

图 4-24　牡丹皮粉末图

1. 淀粉粒；2. 草酸钙簇晶；3. 木栓细胞

【实训报告】

绘制牡丹皮粉末特征图。

第十七节　肉桂的显微鉴定

【实训目标】

熟练掌握肉桂的显微鉴定特征。

【实训准备】

(1)实训材料。肉桂粉末、肉桂永久制片。

(2)实训器具。显微镜、酒精灯等。

(3)实训试剂。稀甘油、甘油醋酸试液、水合氯醛试液等。

【实训内容及步骤】

(1)肉桂横切面。①木栓细胞数列，最内层细胞外壁特厚，木化。②皮层散有石细胞、油细胞及黏液细胞。③韧皮部占皮的1/2厚度，外部石细胞群断续排列成环，其外侧有纤维束存在，石细胞通常外壁较薄。④韧皮部射线细胞1～2列，细胞内常散在多数细小草酸钙柱晶或针晶；厚壁纤维常单个稀疏散在或2～3个成群；油细胞随处可见；黏液细胞亦较多。④薄壁细胞中充满淀粉粒，直径10～20μm。(图4-25)

(2)肉桂粉末。呈红棕色。①纤维：多单个散在，少数2～3个并列，长梭形，平直或波状弯曲，壁极厚，纹孔不明显，木化。②石细胞：类圆形、类方形或多角形，壁厚，常三面增厚，有一面菲薄，木化，少数胞腔内含有草酸钙针晶。③油细胞：类圆形或长圆形，含黄色油滴状物。④草

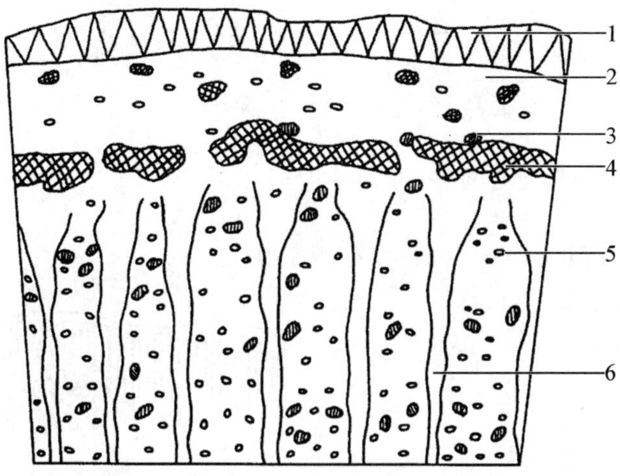

图 4-25 肉桂横切面简图

1. 木栓层;2 皮层;3. 纤维束;4. 石细胞群;5. 油细胞;6. 射线

酸钙针晶或柱晶:较细小,成束或零星散在于射线细胞中。⑤木栓细胞:多角形,含红棕色物。⑥淀粉粒:极多,圆球形或多角形。(图 4-26,彩图 14)

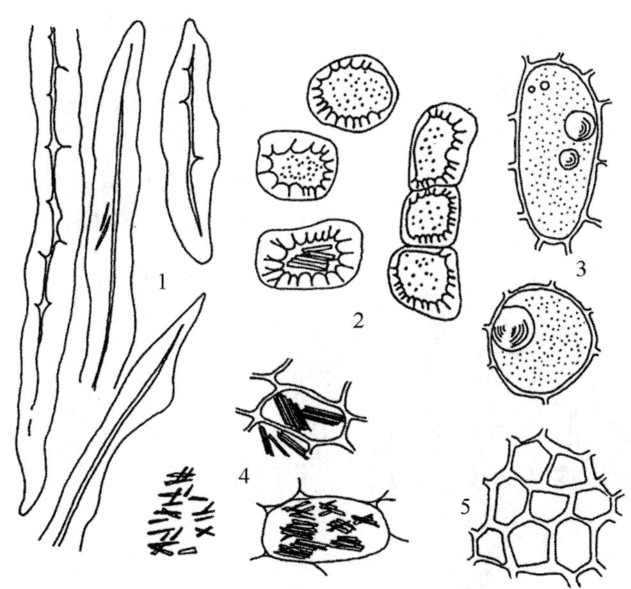

图 4-26 肉桂粉末图

1. 纤维;2 石细胞;3. 油细胞;4. 草酸钙针晶(在射线细胞中);5. 木栓细胞

【实训报告】

绘制肉桂横切面简图及粉末特征图。

第十八节　番泻叶的显微鉴定

【实训目标】

熟练掌握番泻叶的显微鉴定特征。

【实训准备】

(1)实训材料。番泻叶切面永久制片、番泻叶粉末。

(2)实训器具。显微镜、酒精灯等。

(3)实训试剂。蒸馏水、稀甘油、水合氯醛试液等。

【实训内容及步骤】

(1)番泻叶横切面。①表皮细胞1列,部分细胞内含黏液质,上、下表面均有气孔,下表面非腺毛较多。②叶肉组织为等面型,上表面的栅栏组织通过主脉;海绵组织细胞中常含草酸钙簇晶。③主脉维管束外韧型,上、下两侧均有纤维束,纤维外方薄壁细胞含草酸钙方晶,形成晶纤维。(图4-27)

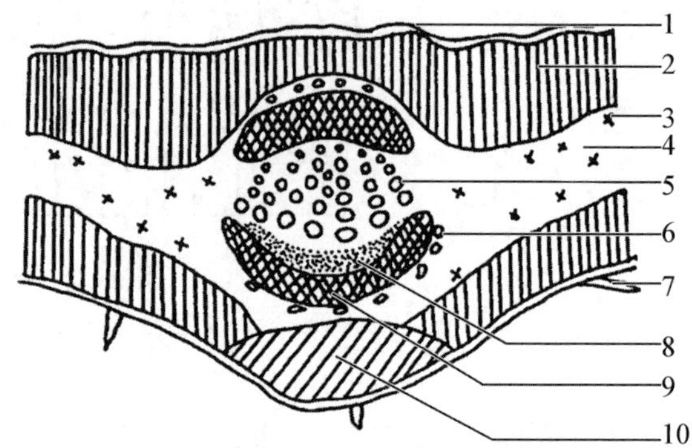

图4-27　番泻叶(主脉)横切面简图

1. 表皮;2. 栅栏组织;3. 草酸钙簇晶;4. 海绵组织;5. 导管;6. 草酸钙方晶;7. 非腺毛;8. 韧皮部;9. 中柱鞘纤维;10. 厚角组织

(2)番泻叶粉末。呈淡绿色或黄绿色。①表皮细胞:多角形,垂周壁平直。②气孔主为平轴式,副卫细胞多为2个,少有3个。③非腺毛:单细胞,长100～350μm,直径12～25μm,壁厚,有疣状突起。④晶纤维:多见,方晶直径12～15μm。⑤草酸钙簇晶:直径9～20μm。(图4-28,彩图15)

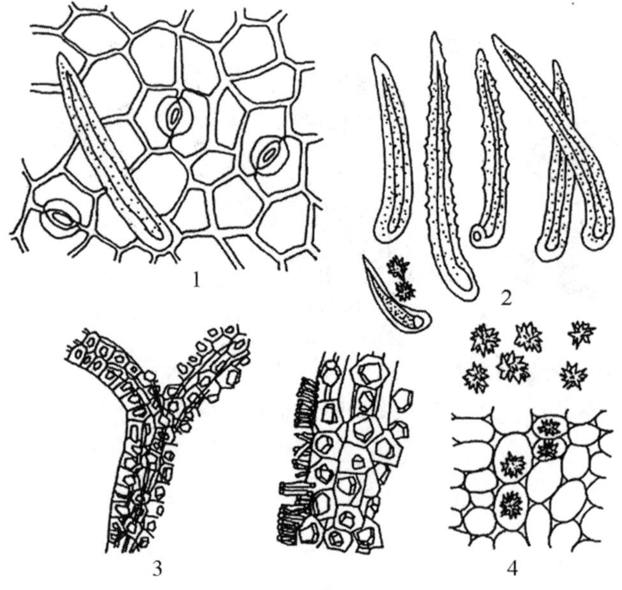

图4-28　番泻叶粉末图

1. 表皮及平轴式气孔;2. 非腺毛;3. 晶纤维;4. 草酸钙簇晶

【实训报告】

绘制番泻叶横切面简图及粉末特征图。

第十九节　大青叶的显微鉴定

【实训目标】

熟练掌握大青叶的显微鉴定特征。

【实训准备】

(1)实训材料。大青叶粉末、大青叶永久制片。

(2)实训器具。显微镜等。

(3)实训试剂。蒸馏水、稀甘油、水合氯醛试液等。

【实训内容及步骤】

(1)大青叶横切面。①上下表皮均为1列横向延长的细胞,外被角质层。②栅栏细胞3～4列,与海绵组织分化不明显,细胞略呈长圆形。③主脉维管束4～9个,外韧型,中间1个较大,每个维管束上、下两侧均有厚壁组织。④含芥子酶的分泌细胞呈类圆形,分布于主脉薄壁组织和叶肉组织中,较周围的薄壁细胞小,直径10～40μm,内含棕黑色颗粒状物质。(图4-29)

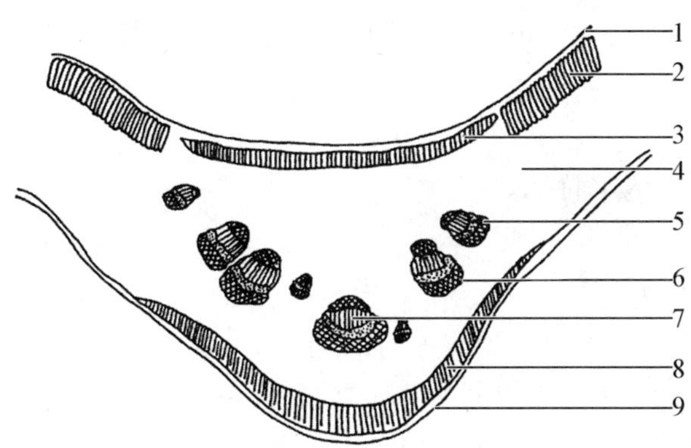

图4-29　大青叶横切面简图

1. 上表皮;2 栅栏组织;3. 厚角组织;4. 海绵组织;5. 韧皮部;6. 纤维束;7. 木质部;8. 厚角组织;9. 下表皮

(2)大青叶粉末。呈绿褐色。①叶表皮细胞:上表皮细胞垂周壁近平直,可见角质层纹理;下表皮细胞垂周壁稍弯曲,略呈连珠状增厚。②气孔:不等式,副卫细胞3～4个。③厚角细胞:纵断面观呈长条形,角隅处壁增厚。④导管:为螺纹和网纹导管。⑤靛蓝结晶:常见于叶肉细胞中,呈蓝色颗粒状或片状,多聚集成堆。⑥橙皮苷样结晶:分布于叶肉或表皮细胞中,呈淡黄绿色或无色,类圆形或不规则形,有的呈针簇状。(图4-30,彩图16)

【实训报告】

绘制大青叶横切面简图及粉末特征图。

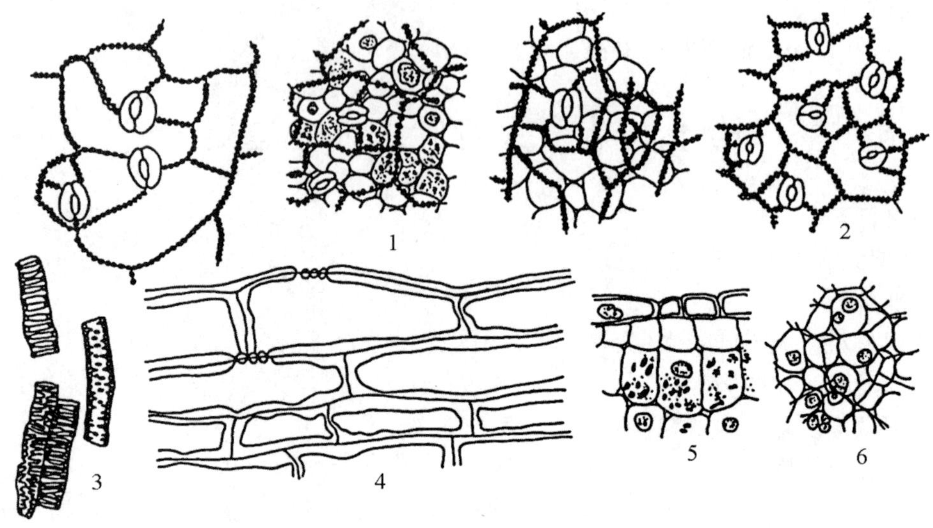

图 4-30 大青叶粉末图

1. 上表皮;2. 下表皮;3. 导管;4. 厚角细胞;5. 靛蓝结晶;6. 橙皮苷样结晶

第二十节　红花的显微鉴定

【实训目标】

熟练掌握红花的显微鉴定特征。

【实训准备】

(1)实训材料。红花粉末等。

(2)实训器具。显微镜、酒精灯等。

(3)实训试剂。稀甘油、水合氯醛试液等。

【实训内容及步骤】

红花粉末。呈橙黄色。①柱头和花柱上部表皮细胞:分化成圆锥形单细胞毛,先端较尖。②分泌管:由分泌细胞单列纵向连接而成,细胞内含黄棕色至红棕色分泌物。③花粉粒:类圆形、椭圆形或橄榄形,直径约 60μm,外壁有短刺及疣状雕纹,具 3 个萌发孔。④花冠顶端表皮细胞:分化成乳头状短绒毛。⑤草酸钙方晶:存在于薄壁细胞中,直径 2～6μm。(图 4-31,彩图 17)

【实训报告】

绘制红花粉末特征图。

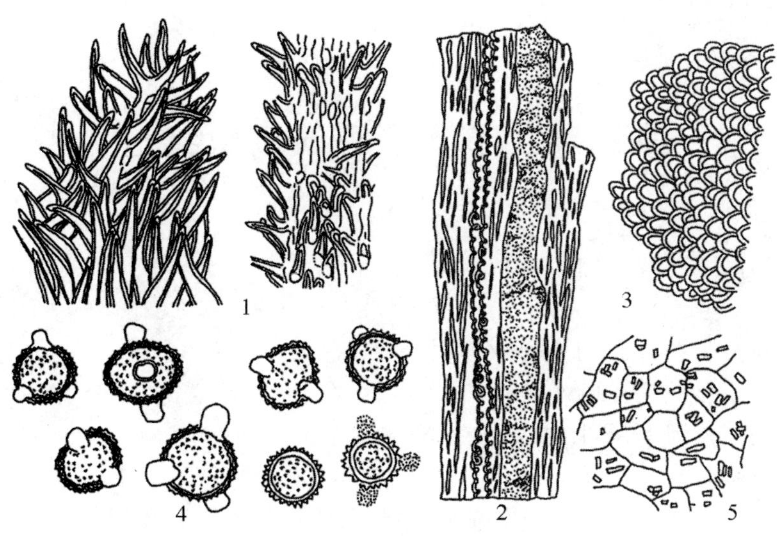

图 4-31　红花粉末图

1. 柱头及花柱碎片；2. 分泌管；3. 花瓣顶端碎片；4. 花粉粒；5. 草酸钙方晶

第二十一节　金银花的显微鉴定

【实训目标】

熟练掌握金银花的显微鉴定特征。

【实训准备】

(1)实训材料。金银花粉末等。

(2)实训器具。显微镜、酒精灯等。

(3)实训试剂。稀甘油、水合氯醛试液等。

【实训内容及步骤】

金银花粉末。呈黄白色或黄绿色。①腺毛：有两种类型，一种头部呈倒圆锥形，顶端平坦，由 10～33 个细胞组成，排成 2～4 层，柄部 2～5 个细胞，与头部相接处偶有 2 个细胞并列；另一种头部近圆形或扁圆形，由 4～20 个细胞组成。②非腺毛：由 1～2 个细胞组成，有两种类型，一种长而平直或稍弯曲，表面有微细疣状突起；另一种较短，有的具单或双螺旋。③簇晶：薄壁细胞中含细小草酸钙簇晶。④花粉粒：众多，黄色，球形或三角形，外壁表面有细密短刺及圆形细颗粒状雕纹，具 3 个萌发孔。⑤柱头顶端表皮细胞呈绒毛状。（图 4-32，彩图 18）

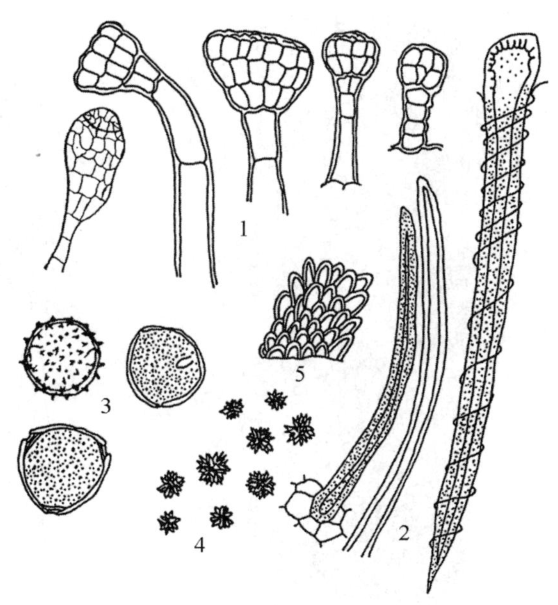

图 4-32　金银花粉末图

1. 腺毛；2. 非腺毛；3. 花粉粒；
4. 草酸钙簇晶；5. 柱头顶端表皮细胞

【实训报告】

绘制金银花粉末特征图。

第二十二节　丁香的显微鉴定

【实训目标】

熟练掌握丁香的显微鉴定特征。

【实训准备】

(1)实训材料。丁香粉末、丁香永久制片。

(2)实训器具。显微镜、酒精灯等。

(3)实训试剂。蒸馏水、稀甘油、水合氯醛试液等。

【实训内容及步骤】

(1)丁香萼筒中部横切面。①表皮细胞1列，角质层较厚。②皮层外侧散有2～3列径向延长的椭圆形油室，长150～200μm，其下有20～50个小型双韧维管束，断续排列成环，维管束外围有少数中柱鞘纤维，壁厚，木化；内侧为数列薄壁细胞组成的通气组织，有大型腔隙。③中心轴柱薄壁组织间散有多数细小维管束；薄壁细胞含众多细小草酸钙簇晶。(图4-33)

(2)丁香粉末。暗红棕色。①纤维：梭形，顶端钝圆，壁较厚。②花粉粒：众多，极面观三角形，赤道面观双凸镜形，具3副合沟。③草酸钙簇晶：众多，直径4～26μm，存在于较小的薄壁细胞中。④油室：多破碎，分泌细胞界限不清，含黄色油状物。⑤表皮细胞：呈多角形，有不定式气孔，副卫细胞6～7个。(图4-34，彩图19)

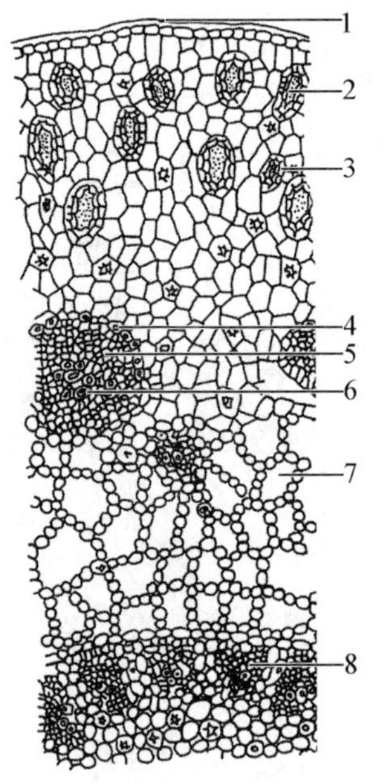

图4-33　丁香萼筒中部横切面简图

1. 表皮；2. 油室；3. 草酸钙簇晶；4. 韧皮纤维；5. 韧皮部；6. 木质部；7. 气室；8. 中柱维管束

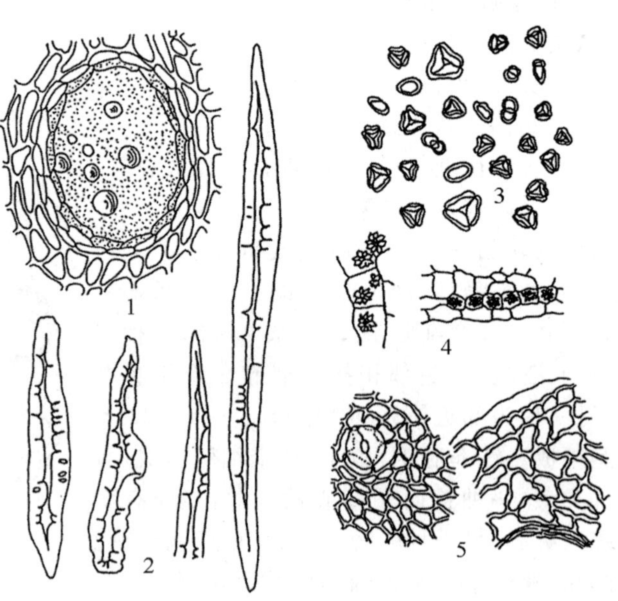

图4-34　丁香粉末图

1. 油室；2. 纤维；3. 花粉粒；4. 草酸钙簇晶；5. 花托表皮细胞

【实训报告】

绘制丁香粉末特征图。

第二十三节　西红花的显微鉴定

【实训目标】

熟练掌握西红花的显微鉴定特征。

西红花的显微鉴定

【实训准备】

(1)实训材料。西红花药材、西红花粉末。

(2)实训器具。显微镜、烧杯、酒精灯等。

(3)实训试剂。稀甘油、水合氯醛试液、蒸馏水等。

【实训内容及步骤】

(1)西红花整体封片或粉末。①表皮细胞:表面观长条形,壁薄,微弯曲,有的外壁凸出呈乳头状或绒毛状,表面隐约可见纤细纹理。②柱头顶端表皮细胞:呈绒毛状,直径 26～56μm,表面有稀疏纹理。③花粉粒:较少,呈圆球形,红黄色,直径约 10μm,外壁近于光滑,内含颗粒状物质。④草酸钙结晶:聚集于薄壁细胞中,呈颗粒状、圆簇状、梭形或类方形。⑤导管:多为细小环纹或螺纹导管,直径 7.5～15μm,存在于花柱或柱头组织碎片内。(图 4-35,彩图 20)

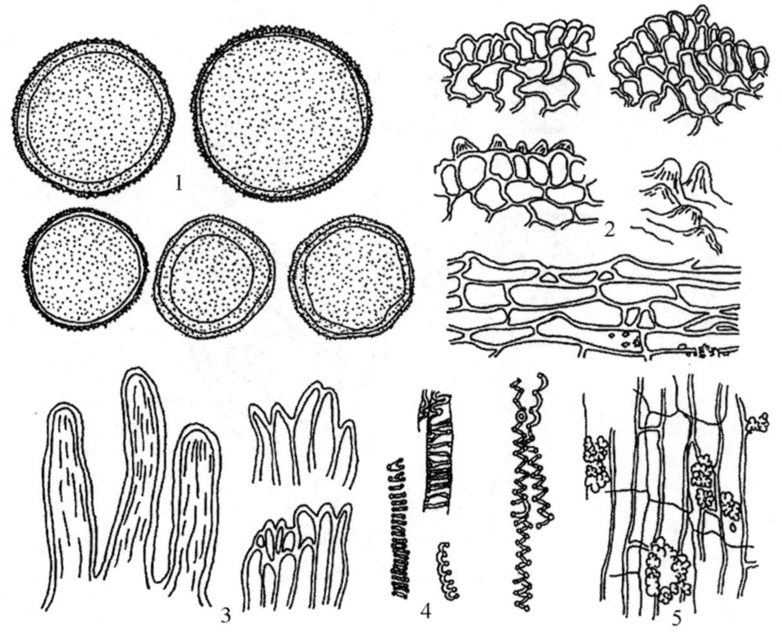

图 4-35　西红花粉末图

1. 花粉粒;2. 表皮细胞;3. 柱头顶端表皮细胞及绒毛状细胞;4. 导管;5. 草酸钙结晶

(2)水试。取本品浸水中,可见橙黄色成直线下降,并逐渐扩散,水被染成黄色,无沉淀。柱头呈喇叭状,有短缝,在短时间内,用针拨之不碎。

第二十四节　洋金花的显微鉴定

【实训目标】

熟练掌握洋金花的显微鉴定特征。

【实训准备】

(1)实训材料。洋金花粉末。

(2)实训器具。显微镜、酒精灯等。

(3)实训试剂。稀甘油、水合氯醛试液、蒸馏水等。

【实训内容及步骤】

洋金花粉末。淡黄色。①花粉粒:类球形或长圆形,直径 42～65μm,表面有条纹状雕纹。②毛茸:花萼非腺毛 1～3 个细胞,壁具疣突;腺毛头部 1～5 个细胞,柄 1～5 个细胞;花冠裂片边缘非腺毛 1～10 个细胞,壁微具疣突;花丝基部非腺毛粗大,1～5 个细胞,基部直径约 128μm,顶端钝圆。③草酸钙结晶:花萼、花冠薄壁细胞中有草酸钙砂晶、方晶及簇晶。(图 4-36,彩图 21)

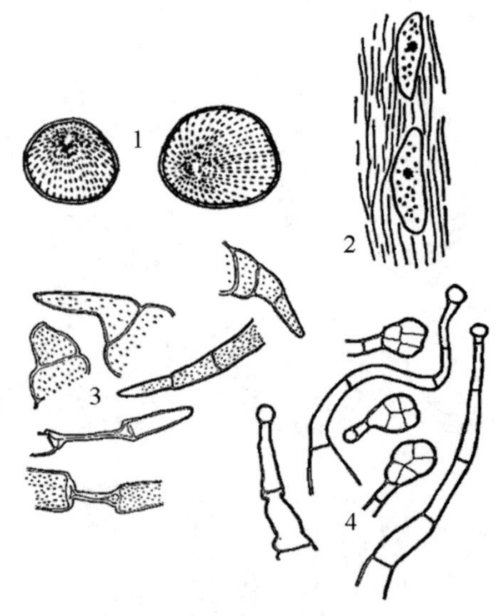

图 4-36　洋金花粉末图

1. 花粉粒;2. 薄壁细胞;3. 非腺毛;4. 腺毛

【实训报告】

绘制洋金花粉末特征图。

第二十五节　小茴香的显微鉴定

【实训目标】

熟练掌握小茴香的显微鉴定特征。

【实训准备】

(1)实训材料。小茴香永久制片、小茴香粉末。

(2)实训器具。显微镜、酒精灯等。

(3)实训试剂。稀甘油、水合氯醛试液等。

【实训内容及步骤】

(1)小茴香分果横切面。①外果皮为1列扁平细胞,外被角质层。②中果皮纵棱处有维管束,其周围有多数木化网纹细胞;背面纵棱间各有大的椭圆形棕色油管1个,接合面有油管2个,共6个。③内果皮为1列扁平薄壁细胞,细胞长短不一。④种皮细胞扁长,含棕色物。⑤胚乳细胞多角形,含多数糊粉粒,每个糊粉粒中含有细小草酸钙簇晶。(图4-37)

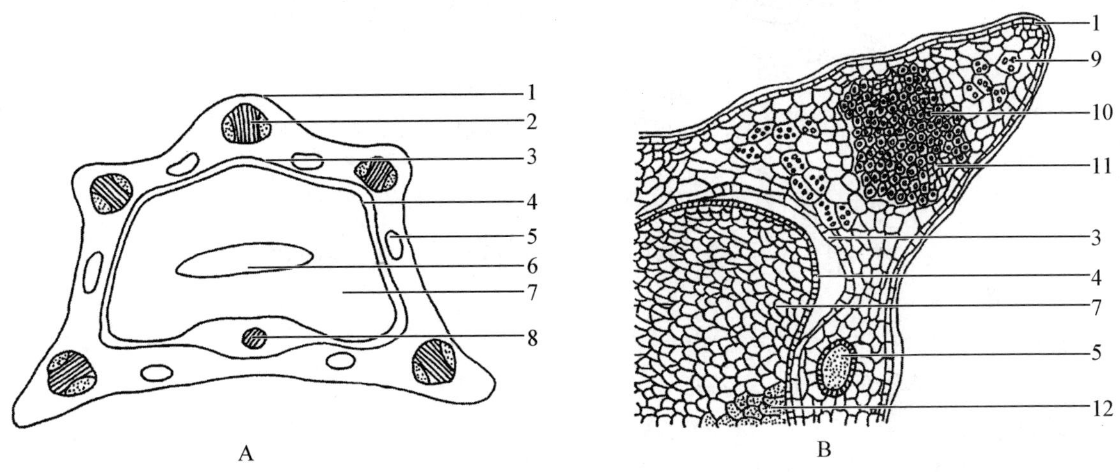

图4-37　小茴香分果横切面简图

A. 简图;B. 详图

1. 外果皮;2. 维管束;3. 内果皮;4. 种皮;5. 油管;6. 胚;

7. 内胚乳;8. 种脊维管束;9. 网纹细胞;10. 木质部;11. 韧皮部;12. 糊粉粒

(2)小茴香粉末。绿黄色或黄棕色。①网纹细胞:棕色,壁颇厚,木化,具卵圆形网状壁孔。②油管:显黄棕色至深红棕色,常已破碎,分泌细胞呈扁平多角形。③镶嵌状细胞:为内果皮细胞,5~8个狭长细胞为1组,以其长轴相互做不规则嵌列。④内胚乳细胞:多角形,无色,壁颇厚,含多数直径约10μm的糊粉粒,每一糊粉粒中含细小簇晶1个,直径约7μm。(图4-38,彩图22)

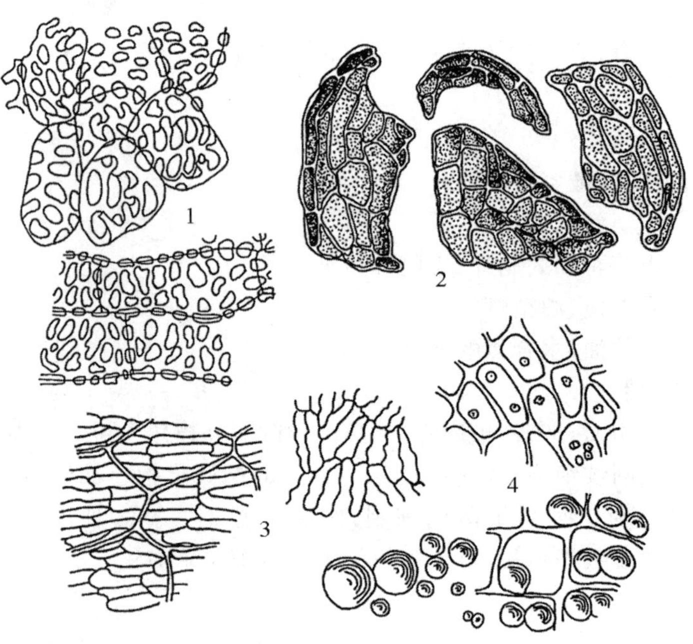

图 4-38 小茴香粉末图

1. 网纹细胞;2. 油管碎片;3. 镶嵌状细胞;4. 内胚乳细胞

第二十六节 五味子的显微鉴定

【实训目标】

熟练掌握五味子的显微鉴定特征。

【实训准备】

(1)实训材料。五味子粉末。

(2)实训器具。显微镜、酒精灯等。

(3)实训试剂。稀甘油、水合氯醛试液等。

【实训内容及步骤】

五味子粉末。暗紫色。①种皮外层石细胞:表面观呈多角形或长多角形,直径 18~50μm,壁厚,孔沟极细密,胞腔内含深棕色物。②种皮内层石细胞:多角形、类圆形或不规则形,直径约 83μm,壁稍厚,纹孔较大。③果皮表皮细胞:表面观类多角形,垂周壁略呈连珠状增厚,表面有微细的角质线纹;表皮中散有油细胞。④中果皮细胞:皱缩,含暗棕色物,并含淀粉粒。(图 4-39,彩图 23)

【实训报告】

绘制五味子粉末特征图。

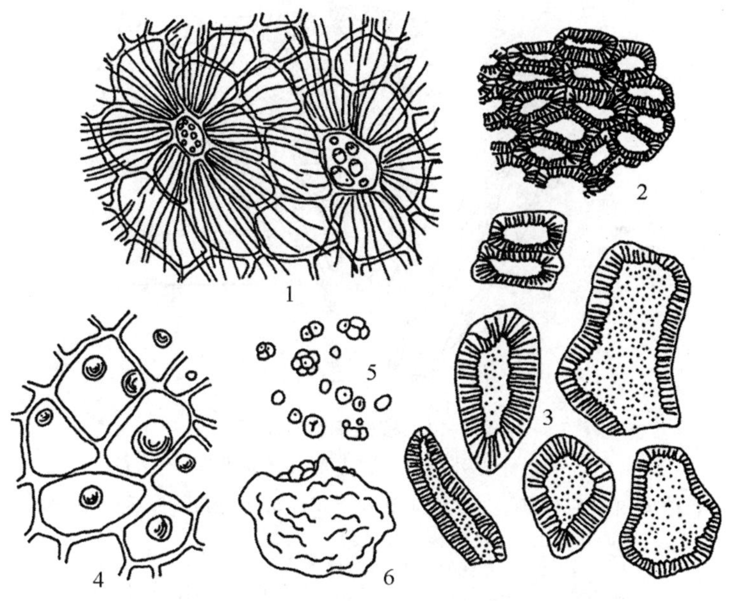

图 4-39　五味子粉末图

1. 果皮碎片(示分泌细胞及角质层纹理)；2. 种皮外层石细胞；
3. 种皮内层石细胞；4. 胚乳细胞；5. 淀粉粒；6. 中果皮碎片

第二十七节　槟榔的显微鉴定

【实训目标】

熟练掌握槟榔的显微鉴定特征。

【实训准备】

(1)实训材料。槟榔粉末、槟榔永久制片。

(2)实训器具。显微镜、酒精灯等。

(3)实训试剂。蒸馏水、稀甘油、甘油醋酸试液、水合氯醛试液等。

【实训内容及步骤】

(1)槟榔横切面。①种皮组织分内、外层，外层为数列切向延长的扁平石细胞，内含红棕色物，石细胞形状、大小不一，常有细胞间隙；内层为数列薄壁细胞，含棕红色物，并散有少数维管束。②外胚乳较狭窄，种皮内层与外胚乳常插入内胚乳中，形成错入组织；内胚乳细胞白色，多角形，壁厚，纹孔大，含油滴和糊粉粒。(图 4-40)

(2)槟榔粉末。红棕色至棕色。①内胚乳碎片：众多，为粉末的主体，多破碎，无色；完整者呈不规则多角形或类方形，胞间层不甚明显，细胞壁厚 6～11μm，纹孔较多，甚大，类圆形或矩圆形。②种皮石细胞：呈鞋底形、纺锤形、多角形或长条状，直径 24～64μm，壁不甚厚，淡黄棕色，纹孔少数，裂缝状，有的胞腔内充满淡红棕色物。③外胚乳细胞：呈类长方形、类多角形或作长条状，壁厚约 8μm，无色，纹孔少数，细小，孔沟可察见，胞腔内大多充满红棕色至深棕色物。④糊粉粒：直径 5～40μm，含拟晶体 1 粒。(图 4-41，彩图 24)

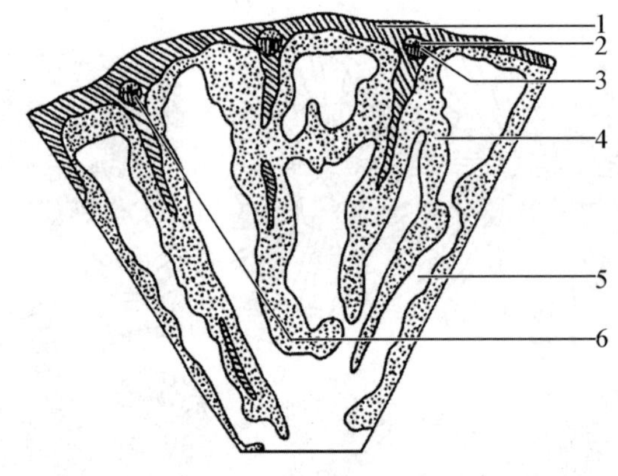

图 4-40　槟榔横切面简图

1. 种皮外层;2. 韧皮部;3. 木质部;
4. 种皮内层与外胚乳折合层(错入组织);5. 内胚乳;6. 种皮维管束

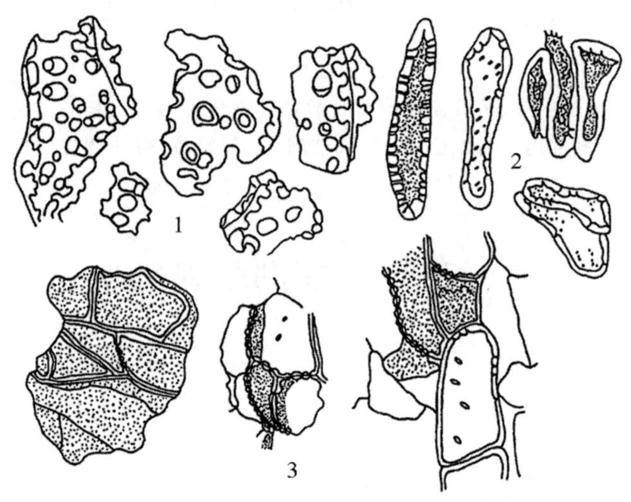

图 4-41　槟榔粉末图

1. 内胚乳细胞;2. 种皮石细胞;3. 外胚乳细胞

【实训报告】

绘制槟榔粉末特征图。

第二十八节　补骨脂的显微鉴定

【实训目标】

熟练掌握补骨脂的显微鉴定特征。

【实训准备】

(1)实训材料。补骨脂粉末、补骨脂药材。

(2)实训器具。显微镜、酒精灯等。

（3）实训试剂。蒸馏水、稀甘油、水合氯醛试液等。

【实训内容及步骤】

补骨脂粉末与解离组织。①种皮栅状细胞：细胞壁呈“V”字形增厚，侧面观有纵沟纹，光辉带1条，位于上侧近边缘处，顶面观多角形，胞腔极小，孔沟细，底面观呈圆多角形，胞腔含红棕色物。②支持细胞：侧面观哑铃状，表面观类圆形。③壁内腺（内生腺体）：多破碎，完整者类圆形，由十数个至数十个纵向延长呈放射状排列的细胞构成。④草酸钙晶体：柱晶小，成片存在于中果皮细胞中。另有子叶细胞及非腺毛碎片等。（图4-42，彩图25）

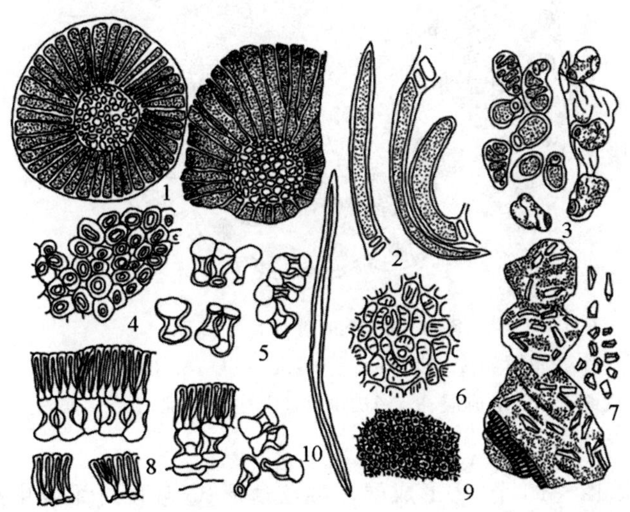

图4-42　补骨脂粉末图（补骨脂果皮表面及解离组织图）

1. 壁内腺表面观；2. 非腺毛；3. 腺毛；4. 支持细胞顶面观；5. 支持细胞侧面观；6. 表皮及气孔；7. 草酸钙结晶；8. 种皮栅状细胞侧面观；9. 种皮栅状细胞顶面观；10. 萼片维管束纤维

【实训报告】

绘制补骨脂粉末特征图。

第二十九节　麻黄的显微鉴定

【实训目标】

（1）掌握麻黄的显微鉴定特征。

（2）学会从横切面区别草麻黄、中麻黄与木贼麻黄。

【实训准备】

（1）实训材料。草麻黄粉末、草麻黄横切面永久制片。

（2）实训仪器。显微镜、酒精灯等。

（3）实训试剂。水合氯醛试液、稀甘油等。

【实训内容及步骤】

（1）麻黄茎的横切面。草麻黄：①表皮细胞外被厚的角质层，脊线较密，有蜡质疣状凸起，两脊线间有下陷气孔；②下皮纤维束位于脊线处，壁厚，非木化；③皮层较宽，纤维成束散在；

④中柱鞘纤维束新月形；⑤维管束外韧型，8～10个，形成层环类圆形；木质部呈三角形；⑥髓部薄壁细胞含棕色块，偶有环髓纤维；⑦表皮细胞外壁、皮层薄壁细胞及纤维均可见细小草酸钙砂晶或方晶。（图4-43）

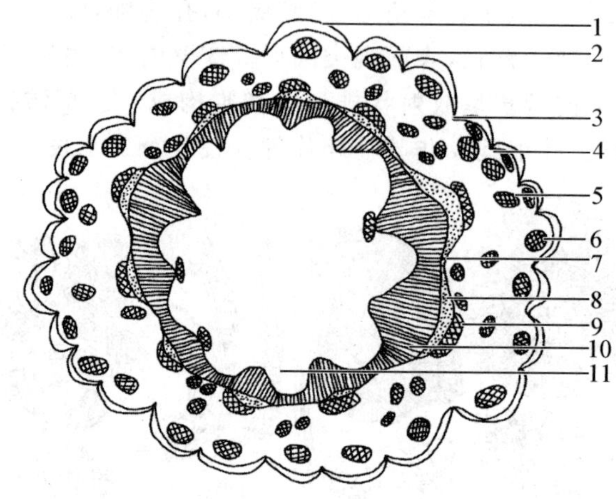

图4-43　草麻黄横切面简图

1. 角质层；2. 表皮；3. 气孔；4. 皮层；5. 皮层纤维；6. 下皮纤维；7. 形成层；8. 韧皮部；9. 中柱鞘纤维；10. 木质部；11. 髓

中麻黄：①维管束12～15个；②形成层环类三角形；③环髓纤维成束或单个散在。

木贼麻黄：①维管束8～10个；②形成层环类圆形；③无环髓纤维。

（2）草麻黄粉末。棕色或绿色。①表皮组织碎片：甚多，细胞呈长方形，含颗粒状晶体；气孔特异，内陷，保卫细胞侧面观呈哑铃形或电话听筒状；角质层常破碎，呈不规则条块状。②纤维：多而壁厚，木化或非木化，狭长，胞腔狭小，常不明显，附有众多细小的草酸钙砂晶和方晶。③髓部薄壁细胞：常含红紫色或棕色物质，多散出。④导管分子：端壁具麻黄式穿孔板。（图4-44，彩图26）

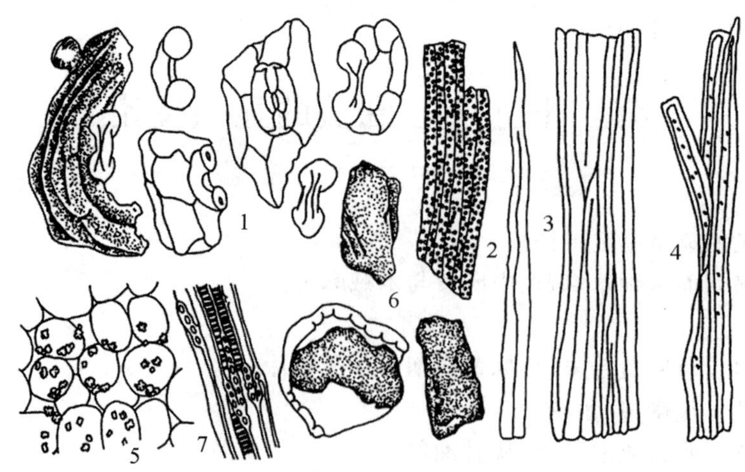

图4-44　草麻黄粉末图

1. 表皮细胞、气孔及角质层；2. 纤维上附小晶体；3. 韧皮纤维；4. 木纤维；5. 皮层薄壁细胞；6. 棕色块；7. 导管

【实训提示】

麻黄作为草本茎的代表药，因为生长在干旱环境中，会出现很多适应环境的特征，如下陷气孔、角质层等。

【实训报告】

绘制草麻黄粉末特征图。

第三十节　薄荷的显微鉴定

【实训目标】

掌握薄荷的显微鉴定特征。

【实训准备】

(1)实训材料。薄荷粉末、薄荷茎横切面永久制片。

(2)实训仪器。显微镜、酒精灯等。

(3)实训试剂。水合氯醛试液、稀甘油等。

【实训内容及步骤】

(1)薄荷茎横切面。呈四方形。①表皮为1层长方形细胞，外被角质层，有腺鳞、小腺毛及非腺毛。②皮层薄壁细胞数列，排列疏松，四棱角处由厚角细胞组成；内皮层明显。③维管束于四角处较发达，韧皮部狭窄。④形成层成环。⑤木质部在四棱处发达。⑥髓薄壁细胞大，中心常呈空洞状。(图4-45)

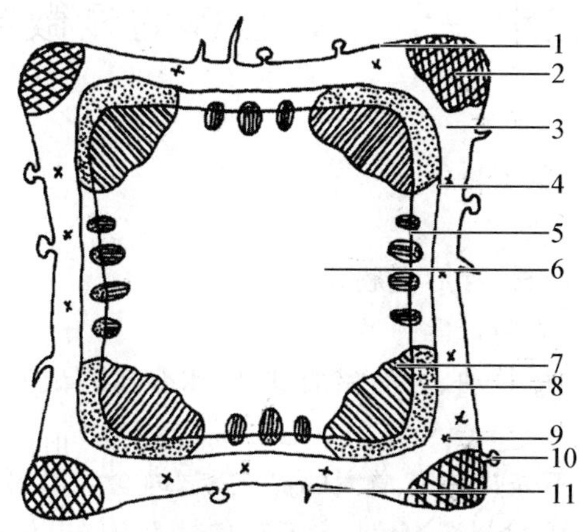

图4-45　薄荷茎横切面简图

1. 表皮；2. 厚角组织；3. 皮层；4. 内皮层；5. 形成层；6. 髓；7. 木质部；8. 韧皮部；9. 橙皮苷结晶；10. 腺鳞；11. 非腺毛

(2)薄荷粉末。黄绿色。①表皮细胞及气孔：细胞壁薄，呈波状，下表皮有众多直轴式气孔。②非腺毛：由1～8个细胞组成，稍弯曲，具细密的疣状突起。③腺毛：单细胞头，椭圆形，内含淡黄色分泌物，柄单细胞。④腺鳞：顶面观圆形，由8个分泌细胞排列成辐射状，单细胞柄极短，侧面观扁球形。⑤橙皮苷结晶：存在于薄壁细胞中，呈针簇状。(图4-46，彩图27)

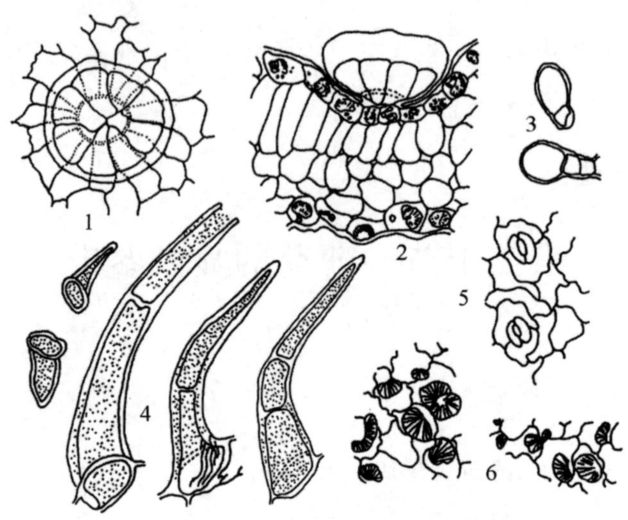

图 4-46 薄荷叶粉末图

1. 腺鳞顶面观;2. 腺鳞侧面观;3. 小腺毛;4. 非腺毛;5. 气孔;6. 橙皮苷结晶

【实训报告】

绘制薄荷横切面简图及粉末特征图。

第三十一节 穿心莲的显微鉴定

【实训目标】

熟练掌握穿心莲的显微鉴定特征。

【实训准备】

(1)实训材料。穿心莲药材、穿心莲粉末。

(2)实训器具。显微镜、酒精灯等。

(3)实训试剂。蒸馏水、稀甘油、甘油醋酸试液、水合氯醛试液等。

【实训内容及步骤】

穿心莲叶表面观:①上下表皮均有增大的晶细胞,内含大型螺状钟乳体,直径约 36μm,长约 180μm,较大端有脐样点痕,层纹波状。②下表皮气孔密布,直轴式,副卫细胞大小悬殊,也有不定式。③腺鳞头部扁球形,4、6(8)个细胞,直径 40μm,柄极短。④非腺毛 1~4 个细胞,长约 160μm,基部直径约 40μm,表面有角质纹理。(图 4-47,彩图 28)

【实训报告】

绘制穿心莲粉末特征图。

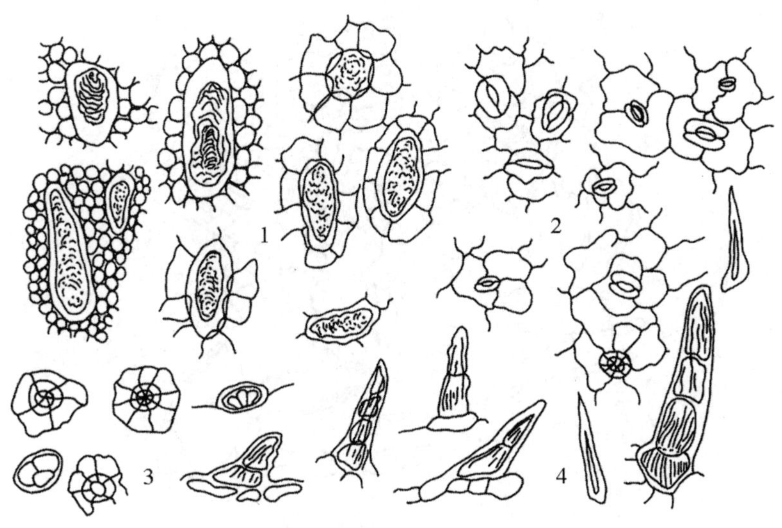

图 4-47　穿心莲叶表面图

1. 晶细胞；2. 气孔；3. 腺鳞；4. 非腺毛

第三十二节　茯苓、猪苓、海金沙的显微鉴定

【实训目标】

掌握茯苓、猪苓、海金沙的显微鉴定特征。

【实训准备】

(1)实训材料。茯苓粉末、猪苓粉末、海金沙药材。

(2)实训器具。显微镜、酒精灯等。

(3)实训试剂。稀甘油、水合氯醛试液、5%氢氧化钾等。

【实训内容及步骤】

(1)茯苓粉末。灰白色。①菌丝团块：用水或稀甘油装片，可见无色不规则颗粒状团块或末端钝圆的分枝状团块，遇水合氯醛液渐溶化。②菌丝：用5%氢氧化钾溶液装片，团块溶化露出菌丝，菌丝细长，稍弯曲，有分枝，无色或淡棕色。(图 4-48，彩图 29)

(2)猪苓粉末。灰黄白色。①菌丝团：菌丝交织成团，不易分离，大多无色(内部菌丝)，少数棕色(外层菌丝)。②菌丝：无色或棕色，细长弯曲。③草酸钙结晶：呈正方八面体形、双锥八面体形或不规则多面体形。(图 4-49，彩图 30)

(3)海金沙粉末。棕黄色或浅棕黄色。孢子为四面体、三角状圆锥形，顶面观三面锥形，可见三叉状裂隙，侧面观类三角形，底面观类圆形，外壁有颗粒状雕纹。(彩图 31)

【实训提示】

猪苓粉末含草酸钙结晶，茯苓则无。

【实训报告】

绘制茯苓、猪苓的粉末特征图。

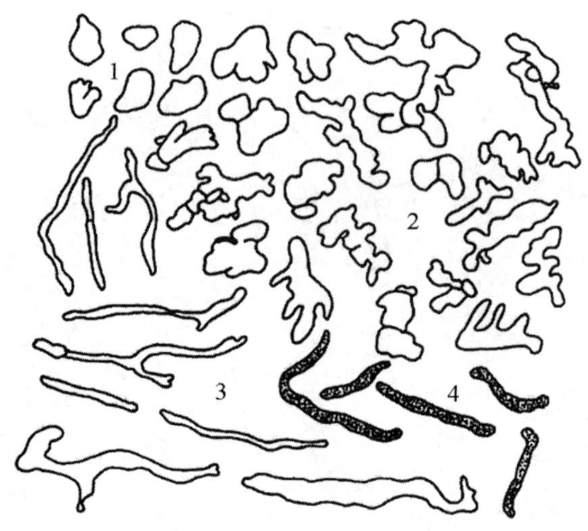

图 4-48　茯苓粉末图

1. 颗粒状团块;2. 分枝状团块;3. 无色菌丝;4. 棕色菌丝

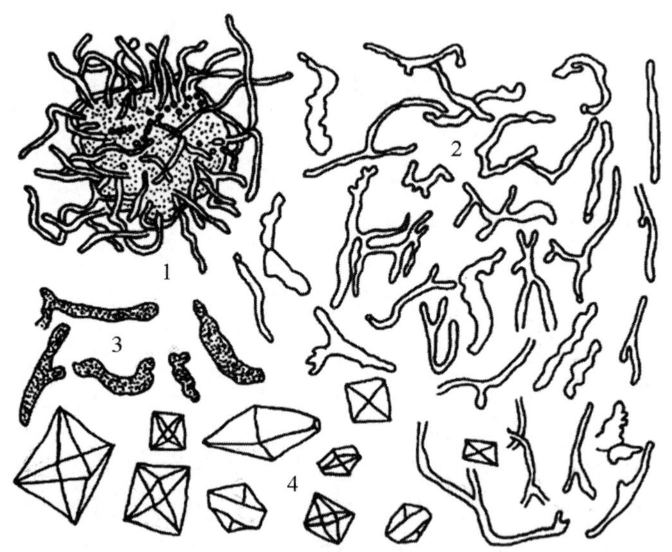

图 4-49　猪苓粉末图

1. 菌丝团;2. 无色菌丝;3. 棕色菌丝;4. 草酸钙晶体

第三十三节　珍珠的显微鉴定

【实训目标】

掌握珍珠的显微鉴定特征。

【实训准备】

(1)实训材料。珍珠粉末、珍珠磨片。

(2)实训器具。显微镜等。

(3)实训试剂。稀甘油、水合氯醛试液等。

【实训内容与步骤】

珍珠粉末。类白色。①不规则碎块,半透明,具彩虹样色光泽。表面显颗粒性,由数至十数薄层重叠,片层结构排列紧密,可见致密的成层线条或极细密的微波状纹理。②本品磨片具同心层纹。(彩图 32)

【实训报告】

绘制珍珠粉末特征图。

第五章 中药理化鉴定技术实训

第一节 微量升华鉴别法

一、标准操作方法

本法是利用中药所含的某些化学成分，在一定温度下能够升华的性质，获得升华物，再在显微镜下观察升华物的形状、颜色，或加某种化学试剂观察其化学反应、在紫外光灯下观察其荧光、测定其熔点等，对中药进行鉴定的方法。

微量升华法

取大小适宜的金属片或载玻片，置石棉网上，金属片或载玻片上放一高约 0.8cm 的金属圈，圈内放置样品粉末适量，铺成一均匀薄层，圈上覆盖载玻片，在石棉网圆孔下用酒精灯缓缓加热，至粉末开始变焦，载玻片上有升华物凝集时，去火待冷，将载玻片取下，反转后，置显微镜下观察结晶形状、色泽，或取升华物加试液观察反应。(图 5-1)

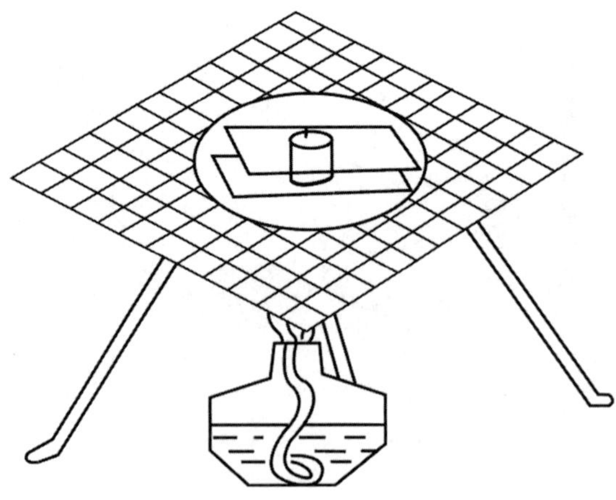

图 5-1 微量升华装置

二、大黄微量升华实验

【实训目标】

熟练掌握大黄的显微及理化鉴定特征。

【实训准备】

(1)实训材料。大黄粉末。

(2)实训器具。显微镜、微量升华装置。

(3)实训试剂。氢氧化钠试液等。

【实训内容及步骤】

取本品粉末，进行微量升华，可见黄色菱状针晶(低温)或羽状结晶(高温)；在结晶上加碱液则呈红色(蒽醌类成分)。

【实训提示】

进行升华鉴别时，粉末用量以 0.5g 左右为宜，过少不易产生足够量的升华物，过多易使升华物积聚成片影响观察。加热升华时，升温不宜过快，温度不宜过高，以免药粉焦化，产生焦油状升华物，影响观察或检识。温度的控制可通过调整酒精灯火焰与石棉板的间距来实现。为使升华物易于凝集析出，可在载玻片上滴加少量水降温。

第二节　荧光分析法

本法是指利用中药中所含的某些化学成分，在紫外光或可见光下能产生一定颜色的荧光，或经试剂处理后能产生荧光的性质进行鉴别的方法。本法操作简便、灵敏并具有一定的专属性。例如，大黄与伪品土大黄的显微特征和化学反应都很相似，但二者的醇提液点加在滤纸上，置紫外光灯下检视，前者显棕色至棕红色荧光，而后者显亮紫色荧光；常山新鲜切片在紫外光灯下显亮绿色荧光(伞形花内酯)；秦皮水浸液日光下显碧蓝色荧光(秦皮甲素和秦皮乙素)，见表 5-1。一些本身无荧光的中药，经化学方法处理后，在紫外光灯下观察，能看到荧光。如芦荟水提液与硼砂共热，显绿色荧光，置紫外光灯(365nm)下观察，显亮黄色荧光。此外，可利用荧光显微镜观察中药切片或粉末，确定化学成分存在的部位。

注意事项

供试液一般用毛细管吸取，少量多次点于滤纸上，使斑点集中且具有一定浓度；由于荧光的强度较弱，故一般应在暗室中观察；紫外光对人的眼睛和皮肤有损伤，操作者应避免与紫外光较长时间接触；试验时，一般将供试品置于紫外光灯下约 10cm 处观察所产生的荧光；紫外光波长一般为 365nm，如用 254～265nm 波长观察荧光，应加以说明。

表 5-1 常用中药的荧光现象及其主要成分

中药材	供试品	荧光颜色	主要成分
大黄	甲醇浸出液	棕色或棕红色荧光	蒽醌衍生物
牛膝	药材断面	黄色荧光	三萜皂苷
川牛膝	药材断面	淡蓝色荧光	甾醇类化合物
黄连	药材断面	黄色荧光	小檗碱
板蓝根	水煎液	蓝色荧光	菘蓝苷
三七	甲醇浸出液	淡蓝色荧光	人参皂苷
麦冬	药材切片	浅蓝色荧光	麦冬皂苷
浙贝母	药材粉末	亮淡绿色荧光	甾醇类生物碱
苏木	水浸液	黄绿色荧光	巴西苏木色素
黄柏	药材断面	亮黄色荧光	小檗碱
秦皮	水浸液	蓝色荧光	秦皮素
香加皮	水浸液	紫色荧光	杠柳总苷
珍珠	药材断面	淡水珍珠显亮绿色荧光，海水珍珠显浅蓝紫色荧光	氨基酸类

第三节　物理常数测定法

中药的有效成分多为有机化合物，有一定的物理常数，包括相对密度、旋光度、折光率、硬度、黏稠度、沸点、凝固点、熔点等。这些物理常数主要用于挥发油、油脂类、树脂类、液体类(如蜂蜜)、加工品类(如阿胶)、矿物类中药及中成药的真实性和纯度鉴定。举例如下。

一、膨胀度测定法

膨胀度是药品膨胀性能的指标，系指按干燥品计算，每 1g 药材在水或其他规定的溶剂中，在一定的时间与温度条件下膨胀后所占有的体积(ml)。主要用于含黏液质、胶质或半纤维素类中药的鉴定。如哈蟆油膨胀度不得低于 55，北葶苈子膨胀度不得低于 12，南葶苈子膨胀度不得低于 3。

测定法：按该品种项下的规定量取样，必要时按规定粉碎。称定重量，置膨胀度测定管中(全长 160mm，内径 16mm，刻度部分长 125mm，分度 0.2ml)，在 20～25℃条件下，加水或规定的溶剂 25ml，密塞，振摇，静置。除另有规定外，开始 1 小时内每 10 分钟振摇一次，然后静置 4 小时，读取药物膨胀后的体积(ml)，再静置 1 小时，如上读数，至连续两次读数的差异不超过 0.1ml 为止。每一样品同时测定 3 份，各取最后一次读取的数值按下式计算，求其平均数，即得供试品的膨胀度(准确至 0.1)。

$$S=V/W$$

式中，S 为膨胀度；V 为药物膨胀后的体积(ml)；W 为供试品按干燥品计算的重量(g)。

二、相对密度测定法

相对密度是指在相同的温度(除另有规定外，为 20℃)和压力条件下，待测物质的密度与水的密度之比。纯物质的相对密度在特定的条件下为不变的常数，若物质的纯度不够，相对密度随之改变。因此，测定药品的相对密度，可鉴别药品的纯杂程度。液体制剂的相对密度，一般用比重瓶法测定；易挥发液体的相对密度，宜采用韦氏比重秤法测定。

三、熔点测定法

熔点系指固体物质由固相熔化成液相时的温度。供试品开始局部液化出现明显液滴时的温度，称为初熔温度；供试品全部液化时的温度，称为全熔温度；自初熔至全熔之间的熔点范围称为熔距或熔程。纯粹的固体化合物一般都有固定的熔点，熔距在1～2℃，如天然冰片（右旋龙脑）的熔点为204～209℃，冰片（合成龙脑）的熔点为205～210℃；薄荷脑的熔点为42～44℃。不纯的固体化合物虽有一定的熔融范围，但熔距较长。因此，熔点测定对某些制剂的定性鉴别或纯度检查，有特别的意义。

四、旋光度测定法

含有手性碳原子的有机化合物多具有旋光性，当平面偏振光通过含有某些光学活性化合物的液体或溶液时，能引起旋光现象，使偏振光的平面向左或向右旋转，旋转的度数，称为旋光度。当偏振光透过长1dm、每1ml中含有旋光性物质1g的溶液时，在一定波长与温度下测得的旋光度称为比旋度，以$[\alpha]_D^t$表示。测定比旋度（或旋光度）可以区别或检查某些药品的光学活性和纯杂程度；由于旋光度在一定条件下与浓度呈线性关系，因而还可以用来测定药品的成分含量。

五、折光率测定法

折光率是有机化合物的重要物理常数之一，测定折光率可以区别不同的油类或检查某些药品的纯度。作为液体物质纯度的标准，它比沸点更为可靠。

六、凝点测定法

凝点系指一种物质在规定冷却条件下由液体凝结为固体时，在短时间内停留不变的最高温度。某些药品具有一定的凝点，纯度变更，凝点亦随之改变，因此测定凝点可以区别或检查药品的纯杂程度。

第四节　中药材灰分测定法

一、总灰分测定法

将干净而无任何杂质的中药粉碎、加热，高温炽灼至灰化，则细胞及其内含物成为灰烬而残留，由此所得的灰分称为“生理灰分”，其组成为不挥发性无机盐类。同一种药材，在无外来掺杂物时，一般都有一定的生理灰分含量范围，在此范围内的灰分不属于杂质；但如果总灰分超过正常限度范围，则说明掺有泥土、沙石等无机杂质。因此，测定总灰分对于控制中药及其制剂中无机杂质的有无及其含量，具有重要意义。

检查方法：测定用的供试品须粉碎，并能通过2号筛，混合均匀后，取供试品2～3g（如需测定酸不溶性灰分,可取供试品 3～5g),置炽灼至恒重的坩埚中,称定重量(准确至 0.01g),缓缓炽灼,注意避免燃烧,至完全炭化时,逐渐升高温度至 500～600℃,使完全灰化并至恒重,根据残渣重量,计算供试品中总灰分的含量(%)。如供试品不易灰化,可将坩埚放冷,加热水或10%硝酸铵溶液 2ml,使残渣湿润,然后置水浴上蒸干,残渣再按前法炽灼至坩埚内容物完全灰化。

二、酸不溶性灰分的测定

有些中药的生理灰分差异较大,特别是组织中含草酸钙较多的中药,如大黄由于生长条件不同生理灰分的含量可达 8%到 20%以上。在这种情况下,总灰分的测定则不能说明是否有外来无机杂质的存在,应测定其酸不溶性灰分,即不溶于稀盐酸的灰分。药材本身含有的无机盐类(包括钙盐)溶于稀盐酸,而泥土、沙石的主成分为硅酸盐类,不溶于稀盐酸而残留,从而得到酸不溶性灰分,可精确表明中药中是否有泥土、沙石的掺杂。

检查方法:取上项所得的总灰分,在坩埚中小心加入稀盐酸约 10ml,用表面皿覆盖坩埚,置水浴上加热 10 分钟,表面皿用热水 5ml 冲洗,洗液并入坩埚中,用无灰滤纸滤过,坩埚内的残渣用水洗于滤纸上,并洗涤至洗液不显氯化物反应为止。滤渣连同滤纸移置同一坩埚中,干燥,炽灼至恒重。根据残渣重量,计算供试品中含酸不溶性灰分的含量(%)。

第五节　水分测定法

中药中含有过量的水分,不仅易霉烂变质,使有效成分分解,而且相对地减少了实际用量而达不到治疗目的。因此,控制中药的水分含量,有利于保证药材质量。水分测定法包括烘干法、甲苯法、减压干燥法及气相色谱法 4 种。测定用的供试品,一般先破碎成直径不超过 3mm 的颗粒或碎片。用减压干燥法测定水分时,供试品应过二号筛。

一、烘干法

本法适用于不含或少含挥发性成分的中药。

测定法:取供试品 2～5g,平铺于干燥至恒重的扁形称量瓶中,厚度不超过 5mm,疏松供试品不超过 10mm,精密称定,打开瓶盖,在 100～105℃干燥 5 小时,将瓶盖盖好,移置干燥器中,冷却 30 分钟,精密称定,再在上述温度干燥 1 小时,冷却,称重,至连续两次称重的差异不超过 5mg 为止。根据减失的重量,计算供试品中的水分含量。

二、甲苯法

本法适用于含挥发性成分的药品。仪器装置如图 5-2 所示。图中,A 为 500ml 的短颈圆底烧瓶;B 为水分测定管;C 为直形冷凝管,外管长 40cm。使用前,全部仪器应清洁,并置烘箱中烘干。

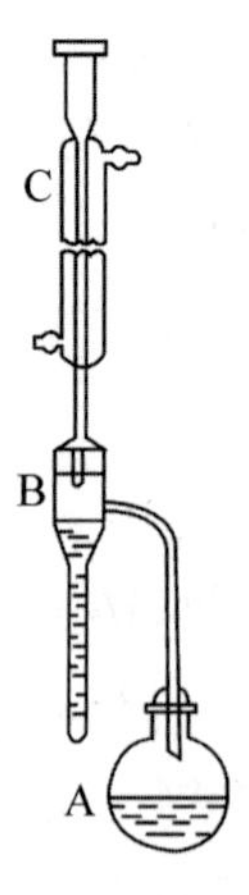

图 5-2　甲苯法测定水分仪器装置

A. 短颈圆底烧瓶;
B. 水分测定管;C. 直形冷凝管

取供试品适量(相当于含水量1～4ml),精密称定,置A瓶中,加甲苯约200ml,必要时加入干燥、洁净的沸石或玻璃珠数粒,将仪器各部分连接,自冷凝管顶端加入甲苯,至充满B管的狭细部分。将A瓶置电热套中或用其他适宜方法缓缓加热,待甲苯开始沸腾时,调节温度,使每秒钟馏出2滴。馏出液甲苯和水分进入水分测定管中,水的相对密度大于甲苯,沉于底部,甲苯流回A瓶中。待水分完全馏出,即测定管刻度部分的水量不再增加时,将冷凝管内部先用甲苯冲洗,再用饱蘸甲苯的长刷或其他适当的方法,将管壁上附着的甲苯推下,继续蒸馏5分钟,放冷至室温,拆卸装置,如有水黏附在B管的管壁上,可用蘸甲苯的铜丝推下,放置,使水分与甲苯完全分离(可加亚甲蓝粉末少量,使水染成蓝色,以便分离观察)。检读水量,并计算供试品中的含水量(%)。

注意事项

用化学纯甲苯直接测定;必要时,甲苯可先加水少量,充分振摇后,放置,将水层分离弃去,经蒸馏后使用,以免因甲苯与微量水混溶而引起水分测定结果偏低。

三、减压干燥法

本法适用于含有挥发性成分的贵重药品。取直径12cm左右的培养皿,加入五氧化二磷干燥剂适量,铺成0.5～1cm的厚度,放入直径30cm的减压干燥器中。取供试品2～4g,混合均匀,分取0.5～1g,置已在与供试品相同条件下干燥并称重的称瓶中,精密称定,打开瓶盖,放入上述减压干燥器中,减压至2.67kPa(20mmHg)以下,持续半小时,室温放置24小时。在减压干燥器出口连接新鲜无水氯化钙干燥管,打开活塞,待内外压一致,关闭活塞,打开干燥器,盖上瓶盖,取出称量瓶迅速精密称定重量,计算供试品中的含水量(%)。

注意事项

减压干燥法以五氧化二磷和无水氯化钙为干燥剂,干燥剂应保持有效状态;进行减压干燥时,减压操作宜逐渐进行,不可骤然大幅度减压。

四、气相色谱法

该法具有简便、快速、灵敏、准确的特点,且不受样品组分和环境湿度的影响,适用于各类型中成药中微量水分的精密测定。

1. 色谱条件与系统适用性试验　用直径为0.18～0.25mm的二乙烯苯-乙基乙烯苯型高分子多孔小球作为载体,柱温为140～150℃,热导检测器检测。注入无水乙醇,照气相色谱法测定,应符合下列条件要求:理论板数按水峰计算应大于1000,理论板数按乙醇峰计算应大于150;水和乙醇两峰的分离度应大于2;用无水乙醇进样5次,水峰面积的相对标准偏差不得大于3.0%。

2. 对照溶液的制备　取纯化水约0.2g,精密称定,置25ml容量瓶中,加无水乙醇至刻度,摇匀,即得。

3. 供试品溶液的制备　取供试品适量(含水量约0.2g),剪碎或研细,精密称定,置具塞锥形瓶中，精密加无水乙醇 50ml，密塞，混匀，超声处理 20 分钟，放置 12 小时，再超声处理 20 分钟，密塞，放置，待澄清后倾取上清液，即得。

4. 测定法　取无水乙醇、对照溶液及供试品溶液各 1～5μl，注入气相色谱仪，计算，即得。

注意事项

①无水乙醇含水量约 3%，对照溶液与供试品溶液的配制需用新开启的同一瓶无水乙醇。②用外标法计算供试品中的含水量。计算时，应扣除无水乙醇中的含水量，方法如下。

对照溶液中实际加入水的峰面积＝对照溶液中总水峰面积－K×对照溶液中乙醇峰面积

供试品中水的峰面积＝供试品溶液中总水峰面积－K×供试品溶液中乙醇峰面积

$$K=\frac{\text{无水乙醇中水峰面积}}{\text{无水乙醇中乙醇峰面积}}$$

第六节　茯苓与猪苓的理化鉴定

【实训目标】

掌握茯苓与猪苓的理化鉴定特征。

【实训准备】

(1)实训材料。茯苓粉末、猪苓粉末。

(2)实训器具。烧杯、试管、白瓷板、水浴锅。

(3)实训试剂。硫酸、碘-碘化钾试液、碘试液、稀盐酸、氢氧化钠溶液等。

【实训内容及步骤】

(1)茯苓。①取茯苓片或粉末少量，加碘-碘化钾试液 1 滴，显深红色。②取粉末 0.1g 于试管中，加水 5ml，煮沸，加碘试液 3 滴，得黄色溶液，应不显蓝色或紫红色(检查淀粉及糊精)。③取茯苓粉末少量，加氢氧化钠溶液(1→5)适量，搅拌，呈黏胶状。

(2)猪苓。①取粉末 1g，加稀盐酸 10ml，置水浴上煮沸 15 分钟，搅拌，呈黏胶状。另取猪苓粉末少量，加氢氧化钠溶液(1→5)适量，搅拌，呈悬浮状。②取粉末 0.1g 于试管中，加水 5ml，煮沸，加碘试液 3 滴，不显蓝色或紫红色(检查淀粉及糊精)。

【实训报告】

记录茯苓、猪苓理化实验结果，填写表 5-2。

表 5-2　茯苓、猪苓理化实验结果

	茯苓	猪苓
加碘-碘化钾试液		
加 20%氢氧化钠溶液，搅拌		
加稀盐酸水浴加热，搅拌		
主要成分		

第七节 海金沙、乳香、没药、血竭、青黛及儿茶的理化鉴定

【实训目标】

掌握海金沙、乳香、没药、血竭、青黛及儿茶的理化鉴定方法。

【实训准备】

(1)实训材料。海金沙药材、乳香粗粉、没药粗粉、血竭颗粒、青黛药材、儿茶粉末、儿茶水浸液。

(2)实训器具。显微镜、研钵、试管、烧杯、白瓷板等。

(2)实训试剂。三氯化铁试液、盐酸、硝酸、香草醛-盐酸试液、乙醇等。

【实训内容与步骤】

(1)海金沙。取本品少量,撒于火焰上,即发出轻微爆鸣声及明亮的火焰。

海金沙火试

(2)乳香。①火试:本品遇热变软,烧之微有香气(但不应有松香气),冒黑烟。②水试:与少量水共研能形成白色乳状液。

(3)没药。①取本品与水共研,形成黄棕色乳状液。②粉末遇硝酸呈紫色。③取粉末少许,加新配制的香草醛-盐酸试液数滴,挥发油含量高者立即显紫红色,挥发油含量低者,则初显黄色,渐渐变成紫红色。④取本品粉末少量,加香草醛试液数滴,天然没药立即显红色,继而变为红紫色,胶质没药立即显紫红色,继而变为蓝紫色。

(4)血竭。火试:取本品颗粒或粉末,置白纸上,用火隔纸烘烤即熔化,应无扩散的油迹,对光照视呈鲜艳的血红色。以火燃烧则产生呛鼻烟气。

血竭火试

(5)青黛。①取本品少量,用微火灼烧,有紫红色的烟雾产生。②取本品少量,滴加硝酸,可产生气泡,并显棕红色或黄棕色。③取粉末 0.5g,加水 10ml,振摇后放置片刻,水层不得显深蓝色(检查水溶性色素)。

(6)儿茶。①取粉末以水装置片刻,置显微镜下观察,可见针状结晶及黄棕色的块状物。②取粉末约 0.5g,溶于 25ml 水中,滤过,在滤液中加三氯化铁试液后,呈蓝绿色(检查鞣质)。③取火柴杆浸于本品水浸液中,使轻微着色,待火柴杆干燥后,再浸入盐酸中立即取出,于火焰附近烘烤,杆上即显深红色(检查儿茶素)。

青黛火试

【实训报告】

记录理化实验结果。

第八节　珍珠、朱砂、石膏的理化鉴定

【实训目标】

掌握珍珠、朱砂、石膏的显微及理化鉴定方法。

【实训准备】

(1)实训材料。珍珠药材、珍珠粉末、朱砂粉末、石膏药材及粉末。

(2)实训器具。显微镜、紫外分析仪、研钵、铜片、酒精灯、石棉网、试管、锥形瓶、烧杯等。

(3)实试试剂。盐酸-硝酸(3∶1)混合液、氢氧化钠试液、氯化钡试液、盐酸、硫酸、硝酸、稀盐酸、甲基红指示液、氢氧化钾试液、醋酸铅试液、氨试液、草酸铵试液、0.05mol/L 的乙二胺四乙酸二钠滴定液、亚铁氰化钾试液等。

【实训内容及步骤】

(1)珍珠。

1)荧光试验。取珍珠药材,置紫外光灯(365nm)下观察,显浅蓝紫色(海水珍珠)或亮黄绿色荧光(淡水珍珠),通常环周部分较明亮。

2)火试。取本品火烧,表面变黑色,有爆裂声,并可见层层剥落的银灰色小片。

珍珠火试

3)鉴别反应。取本品粉末,加稀盐酸,即产生大量气泡,滤过,滤液显钙盐的鉴别反应。①取铂丝,用盐酸湿润后,蘸取供试品,在无色火焰中燃烧,火焰即显砖红色。②取供试品溶液(1→20),加甲基红指示液2滴,用氨试液中和,再滴加盐酸至恰呈酸性,加草酸铵试液,即生成白色沉淀,分离,沉淀不溶于醋酸,但可溶于盐酸。

(2)朱砂。

1)取本品粉末,用盐酸湿润后,在光洁的铜片上摩擦,铜片表面显银白色光泽,加热烘烤后,银白色即消失(检查汞盐)。

2)取本品粉末2g,加盐酸-硝酸(3∶1)的混合溶液2ml使溶解,蒸干,加水2ml使溶解,滤过,滤液显汞盐与硫酸盐的鉴别反应现象。

朱砂检查汞盐实验

汞盐:取供试品溶液,加氢氧化钠试液,即生成黄色沉淀(HgO);取供试品的中性溶液,加碘化钾试液,即生成猩红色沉淀(HgI_2),沉淀能在过量的碘化钾试液中溶解[$K_2(HgI_4)$],再以氢氧化钠试液碱化,加铵盐即生成红棕色沉淀($Hg_2NI \cdot H_2O$)。

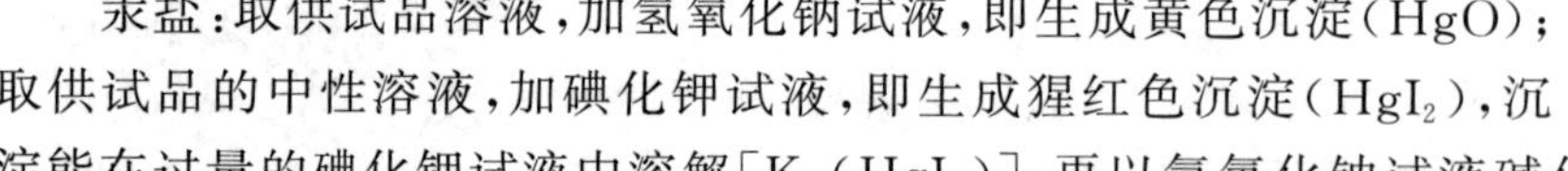

$$NH_4Cl + 2K_2(HgI_4) + 4KOH \rightarrow Hg_2NI \cdot H_2O \downarrow (红棕) + KCl + 7KI + 3H_2O$$

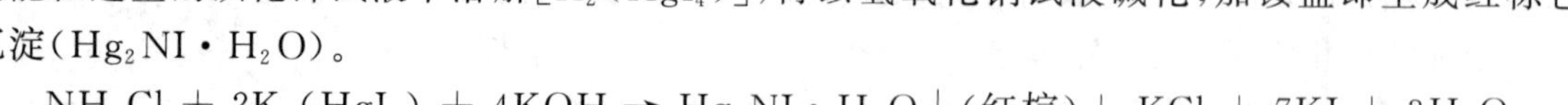

硫酸盐:取供试品溶液,滴加氯化钡试液,即生成白色沉淀,分离,沉淀在盐酸或硝酸中均不溶解;取供试品溶液,滴加醋酸铅试液,即生成白色沉淀,分离,沉淀在醋酸铵或氢氧化钠试液中均溶解。

(3)石膏。

1)取本品小块约2g,置具有小孔软木塞的试管内,灼烧,管壁有水生成,小块变为不透明体。

2)取本品粉末约2g,于140℃烤20分钟,加水1.5ml搅拌,放置5分钟,呈黏结固体(石膏加热失去结晶水而成熟石膏;与水相遇,复变为生石膏)。

3)化学定性。取本品粉末约0.2g,加稀盐酸10ml,加热使溶解,取溶液滴加醋酸铵试液,产生白色沉淀,分离,沉淀在醋酸铵或氢氧化钠试液中溶解。或取溶液加入氯化钡试液,生成白色沉淀,分离,沉淀在盐酸或硝酸中均不溶解。

石膏灼烧实验

【实训报告】

记录理化鉴定结果。

中　篇

综合性及设计性实验

第六章 综合性实验

第一节 未知中药混合粉末的鉴定

【实验目的】

应用所学中药显微鉴定技术，对未知中药混合粉末进行鉴别。

【实验准备】

(1)实验材料。含 2～3 种(学生已经做过实验的)中药材的混合粉末。

(2)实验器具。显微镜、目镜测微尺、镜台测微尺、显微描绘器、镊子、解剖针、载玻片、盖玻片、酒精灯、单面刀片、粉碎机、绘图板、铅笔等。

(3)实验试剂。水合氯醛试剂、苏丹Ⅲ试液、稀甘油试剂、盐酸、硝酸、碘化铋钾试剂、氯化锌碘试液、硫酸、α-萘酚浓硫酸试液、碘试液、间苯三酚试液、钌红试液、硝酸汞试液、乙醚、石油醚、90％乙醇、70％乙醇、α-萘酚乙醇溶液、稀盐酸、稀醋酸等。

【实验内容】

现有一未知中药混合粉末，应用显微鉴定技术判断出该粉末由哪几味药组成，鉴别出每味中药的主要显微鉴定特征，并绘制出显微鉴定特征图。

【实验步骤】

(1)取样。按照规定的方法进行。

(2)感官观察。主要注意粉末的颜色、气、味或水试、火试等特征。预示某种、某类或含有某种化学成分的中药可能存在，为显微鉴定做好准备工作。对未知粉末进行初步分析，设计实验方案(如需用几种试剂装片？如何鉴别不同性质的细胞壁？如何鉴别不同细胞内含物等?)

(3)粉末制片。分别用水、水合氯醛及 5％氢氧化钾试液制片，或用间苯三酚试液和浓盐酸、碘试液、苏丹Ⅲ试液、钌红试液等显微化学试剂制片。

(4)显微特征观察及描述。在显微镜下观察上述显微标本片，镜检找出药材的代表性显微鉴定特征，对照中药材显微鉴定图谱或相关参考资料，确定药材种类或中药材名称。

(5)显微特征的罗列。对观察到的显微特征进行描述、记录，绘制主要的显微特征图。

(6)复核。根据初步结论，重新制作粉末标本片进行核对，或做一些理化定性实验等，或与标准药材相比较，以确证结论的准确性，必要时也可以核对文献。

(7)结论。写出供试品粉末中各中药的名称及其主要鉴别特征，并填写鉴定报告。

【实验提示】

(1)注意事项。

1)显微特征的描述和鉴定点的选定是未知粉末显微鉴定的关键。

2)进行显微特征的描述和观察时,要观察一定量的供试品。

3)供试品由授课老师随机选择。

(2)特殊性粉末的制片方法。有的供试品含有大量淀粉、油类,或颜色较深,给显微观察带来了一定的困难,常需经特殊处理后再进行观察。处理方法如下。

1)含多量淀粉的中药粉末所含有的纤维及导管等具有鉴定意义的细胞或组织碎片被淀粉掩盖而不易察见,可取其中一部分粉末置试管中加水煮沸,使淀粉粒溶解,放置后离心,使细胞及组织碎片下沉管底,然后用长吸管吸出沉淀物,制片观察。

2)含多量油类的中药粉末若妨碍观察,可进行处理,方法如下。

脱脂:取粉末少许于小烧杯中,加氯仿少许浸渍,滤过,在滤纸上再加少许氯仿洗涤。

制备粗纤维:在供试品脱脂处理后仍不理想的情况下采用。方法为取粉末 1~2g,加 10%的硝酸 50ml,煮沸 30 秒,立即用细纱布滤过,并用沸腾的蒸馏水 100ml 分次洗涤布上的残渣。将布上的残渣刮掉,再加 2.5%的氢氧化钠溶液 50ml 煮沸 30 秒,如前法滤过及洗涤。将制好的粗纤维移至小玻璃管中,加少量的水及甲醛并塞好保存。同时可将其吸出少量,封藏在水合氯醛、水或甘油溶液中观察。经处理后的粉末,其细胞壁中的木质素多被硝酸破坏,因而常不显木化反应。

3)颜色较深的中药粉末可进行脱色处理。方法为:取粉末少许置小烧杯中或载玻片上,滴加少许 3%过氧化氢溶液或次氯酸钠溶液,待颜色变浅时,除去大部分液体,加新鲜煮沸后放冷的蒸馏水,即可供制片观察。

【实验报告】

(1)写出实验设计方案。

(2)绘制出未知粉末的主要鉴别特征图。

(3)鉴别出混合粉末的药物组成。

第二节　未知中药饮片的鉴定

【实验目的】

(1)培养学生独立对中药饮片进行鉴定的能力。

(2)掌握中药饮片的一般鉴定方法。

【实验准备】

(1)实验材料。20 种(学生已做过实验的)中药饮片。

(2)实验器具。放大镜、体视显微镜、紫外灯、烧杯、镊子等。

【实验内容】

中药饮片的形状鉴别,是利用人的感官,采用看、尝、嗅、听、手摸及水试和火试等鉴别方法来进行鉴定。主要内容包括形状、规格、大小、表面或切面颜色、特征、质地、折断现象、气味,主要工具有放大镜、紫外灯等。鉴别时可运用植物分类学、解剖学的理论知识进行鉴别。

【实验步骤】

将需观察的中药饮片按下列程序进行观察,并做相应记录。

(1)观察形状。中药饮片因其来源不同、植物器官部位不同及炮制方法不同,而有多种饮片类型：有圆片，如泽泻等；长方形片，如葛根、杜仲等；斜片，如甘草、黄芪等；条片状，多为皮类及叶类药材，如牡丹皮、厚朴、枇杷叶等；段状片，多为草本类及细长枝条类，如荆芥、紫苏、党参、牛膝等；果实、种子一般为类圆球形，如五味子；扁圆形，如酸枣仁；心形，如苦杏仁等。大者常切成类圆形片状，如木瓜、槟榔等。中药饮片片型的长短厚薄，是饮片规格、质量的一项重要指标。

(2)观察表面。表面是饮片最具特征的地方，细微而不能直接观察的，可用放大镜或体视显微镜进行放大观察。常用于观察种子的纹理、细小毛茸等，如观察紫苏子表面隆起的网纹。

水浸法是对一些皱缩、质脆易碎的花及叶类中药饮片样品进行观察的方法，先用温水将样品浸软，取出摊开展平后进行观察，如鉴别紫苏叶可用此法观察其叶片形状及脉纹。

切片的饮片可分为周边(即外表面)和切面(即横切面)。外表面属植物的保护组织，切面是植物分生组织、薄壁组织、机械组织、疏导组织、分泌组织的综合反映。如白芷的周边具纵皱纹，木香的周边具网状皱纹。双子叶植物根、根茎、茎、皮饮片等的外表面较为粗糙，有时呈鳞片状剥落；单子叶植物根、根茎一般无木栓层，外表面较为光滑，如麦冬、天冬。

(3)观察横切面。饮片的切面大多为横切面，可通过观察皮部与木部的比例、维管束的排列方式、射线的分布、油点的多少等特征区别不同的品种及易混淆的饮片。

观察饮片的横切面应注意区分双子叶植物、单子叶植物及蕨类植物。一般来说，双子叶植物的根、根茎等，形成层成环，呈放射状纹理，根茎、茎中央有髓。单子叶植物根为内皮层环，皮部宽，中央有髓，中柱一般较皮部小，如百部、麦冬等。单子叶植物根茎皮层及中柱均有维管束小点散布，如干姜。蕨类植物根茎、叶柄基部的中柱有一定形状或分体中柱环列，如狗脊根茎饮片中柱呈圆形环。有的中药饮片具异常构造，如牛膝、川牛膝，具同心多层异常维管束环，何首乌饮片切面上显“云锦花纹”，大黄根茎饮片髓部具多数“星点”等。

分泌组织在切面上也是重要的识别特征，如人参、西洋参、五加皮具树脂道，饮片皮部具棕黄色小点；苍术具大型油室，饮片显“朱砂点”；鸡血藤具分泌细胞，饮片皮部有树脂样红棕色分泌物等。

(4)观察质地。中药饮片的质地与细胞组织的结构、细胞中所含的化学成分有一定的关系，常有硬、脆、实、轻、重、松、黏、粉、韧、角质等区别，以薄壁组织为主，结构较疏松的饮片一般较脆，如丹参饮片、甘松饮片；以薄壁组织为主，结构较酥松，空隙大的饮片一般较松泡，如南沙参饮片、生晒参饮片；淀粉多的饮片呈粉性，如山药饮片、半夏饮片；淀粉多、结构紧密的饮片一般较重实，如大黄饮片、川芎饮片；纤维多的饮片则韧性强，如葛根饮片、桑白皮饮片；含糖、黏液多的饮片一般黏性大，如地黄饮片、黄精饮片；富含淀粉、多糖成分的饮片经蒸煮糊化干燥后呈角质状，如红参饮片、延胡索饮片、天麻饮片等。

(5)观察折断面。折断面指中药饮片折断时的现象，常有平坦、纤维性、分层、刺状、粉尘飞扬、胶丝、海绵状等。以薄壁组织、淀粉为主的饮片折断面一般较平坦，如牡丹皮饮片、党参饮片；含纤维多的饮片具纤维性，如甘草饮片；含石细胞多的饮片呈颗粒性，如肉桂饮片；纤维束或石细胞群与薄壁组织相间排列，即有硬韧与软韧之分，饮片常现层状裂隙，可层层剥离，如黄柏饮片；木类中药主要由木纤维组成，质硬，饮片折断面常呈刺状，如沉香饮片；含胶质的饮片折断时有白色胶丝，如杜仲饮片；薄壁组织结构疏松的饮片有的呈海绵状，如陈皮饮片的内表面等。

(6)鼻闻气。饮片中所含的不同化学成分能反映出不同的中药饮片的气和味。

鼻闻是指用嗅觉器官对中药饮片样品的特有气味进行辨别。

1)直接鼻嗅法。是直接嗅闻中药饮片样品散发的气味。例如,鉴别当归特异的香气、白鲜皮的羊膻气、黄芪的豆腥气等。

2)揉搓鼻嗅法。某些中药饮片样品由于散发的气微弱,不能直接嗅到气味,可先将样品揉搓破碎后,再嗅其气味。例如,鉴别鱼腥草的鱼腥气味、薄荷的清香味等。

3)蒸气鼻嗅法。是用热水浸泡中药饮片样品,然后嗅闻浸泡液的水蒸气。例如,水牛角略有腥气。

(7)口尝味。味由口尝而感觉,常有酸、甜、苦、辣、咸、涩、淡等。尝是指直接用口尝或取少量咀嚼,或加开水浸泡后尝浸出液的方法。但需在口中咀嚼或品尝1～2分钟,使舌头的各部分都接触到药液,才能尝出准确的味道。尝法主要有2种。

1)舌感法。先用舌尖接触中药饮片样品,体验味道和接触时的感觉。例如,鉴别熊胆,可尝到先苦而回甜的味。鉴别龙骨,当其与舌尖接触时有吸舌感等。

2)咀嚼法。是将中药饮片样品放入口中,用牙齿咀嚼1分钟体验咀嚼时的感觉和药味。如鉴别大黄,咀嚼有砂粒感,黏牙,味苦而微涩;石斛味淡而黏滑,有渣;细辛辛辣而麻舌等。另外,口尝时要特别注意安全,对有毒中药饮片样品需尝味时,尝后吐掉以免中毒。

(8)水试。水试法是把中药饮片样品置于盛水容器,或与水直接接触,观察产生的变化及反应现象。常有以下几种方法。

1)水溶法。是将中药饮片样品置于清水中,观察溶解现象和状况。例如,鉴别熊胆,将小粒熊胆仁置于水面,呈一条明显的黄色直线下垂至底部而不扩散,还能完全溶解。鸡血藤入沸水后,有似鸡血的线散开的现象。

2)观色法。把鉴别的中药饮片样品置于清水中,加以搅拌,观察清水的颜色变化。例如,鉴别西红花,入水后柱头膨胀呈喇叭状,并将水染成金黄色。

3)浸泡法。将中药饮片样品置于清水中,浸泡一定时间,观察样品的膨胀状况。例如,鉴别哈蟆油,浸泡后其体积膨大到10～15倍。胖大海水浸后膨大为海绵状,可达原体积的8倍左右。

4)加热法。把鉴别的中药饮片样品,置于热水中或置于常温水中加热,观察样品的变化现象。例如,鉴别菟丝子,可将菟丝子投入水中,加热至沸腾,使种皮破后露出黄白色卷旋形的胚,形如吐丝状。

5)滴水法。是将水滴于中药饮片样品表面,观察样品的变化现象。例如,鉴别蟾酥,将水滴在表面,会在滴水处显乳白色并隆起。

6)浮沉法。把中药饮片样品放入清水中,观察其沉浮情况。例如,鉴别青黛,将样品撒于表面,应浮于面上不下沉。将丁香药材置于水中,则萼管下沉。

(9)火试。火试法是利用火将中药饮片样品燃烧或烘焙,观察产生的气味、颜色、烟雾、响声、膨胀、熔融及燃烧程度等变化现象,以鉴别中药饮片优劣真伪的方法。常用方法有以下2种。

1)直接燃烧法。是将鉴别的中药饮片样品直接放入火焰中燃烧,观察燃烧过程及变化现象。例如,鉴别海金沙,易点燃,有爆鸣声并闪光,而蒲黄、松花粉无此现象,可以此区别开来。

2)隔火烘焙法。是将中药饮片样品放在介质(锡箔纸、铁皮等)上,置火焰上隔火烘焙,观察烘焙过程中的变化现象。例如,鉴别血竭,将样品粉末置于锡箔纸上烘焙,熔化呈暗红色,对光照视现血红色，无残渣者质优。

(10)形状特征观察和描述。对观察到的中药饮片形状特征进行描述并记录。

(11)分析。分析鉴别结果，做出初步结论。

(12)复核。根据初步结论，与标准药材相比较，以确证结论的准确性，必要时也可以核对文献。

(13)结论。写出 20 种中药饮片的名称及其主要性状鉴定特征，并填写鉴定报告。

【实验报告】

判定混合饮片是由哪些药材组成的，写出各味药材的主要性状鉴定特征。

第三节　中成药杞菊地黄丸的鉴定分析

【实验目的】

通过一定的检测手段和方法对中成药杞菊地黄丸的组成药物进行品种和质量的把关，以控制中成药的质量。

【实验准备】

(1)实验材料。杞菊地黄丸，主要由枸杞子、菊花、熟地黄、山茱萸(制)、牡丹皮、山药、茯苓、泽泻组成。

(2)实验器具。生物显微镜、目镜测微尺、镜台测微尺、显微描绘器、镊子、解剖针、载玻片、盖玻片、酒精灯、单面刀片、铅笔等。

(3)实验试剂。水合氯醛试剂、稀甘油试剂等。

【实验内容】

应用显微鉴定技术鉴别出杞菊地黄丸的主要显微鉴定特征，并绘制出显微鉴定特征图。对有关成分进行定性鉴别和含量测定。

【实验步骤】

(1)显微鉴定。取本品，显微镜下观察，主要观察淀粉粒、菌丝、薄壁组织、草酸钙簇晶、果皮表皮细胞、种皮石细胞、花粉粒的显微特征。

(2)定性鉴别。

1)照薄层色谱法，对杞菊地黄丸中的牡丹皮进行定性鉴别。

2)照薄层色谱法，对杞菊地黄丸中的山茱萸进行定性鉴别。

3)照薄层色谱法，对杞菊地黄丸中的枸杞子进行定性鉴别。

(3)含量测定。

1)山茱萸的含量测定。照高效液相色谱法，对杞菊地黄丸中的山茱萸进行含量测定，本品含山茱萸以马钱苷计。

2)牡丹皮的含量测定。照高效液相色谱法，对杞菊地黄丸中的牡丹皮进行含量测定，本品含牡丹皮以丹皮酚计。

【实验提示】

(1)选择学生熟悉的经典中成药方剂(如六味地黄丸、杞菊地黄丸、补中益气丸等)作为研究对象，激发学习兴趣，使学生通过查阅资料和教师的启发性指导完成实验内容。

(2)实验内容不仅要考虑理论上的可行性，还要考虑实验条件的可行性，实验过程中尽量选择实验室已有的仪器和通用的仪器设备。

(3)中成药化学成分复杂,鉴定的对象是成药的组分(中药品种)和起主要作用的有效成分,应对它们做出定性、定量等各方面的评价。因此,实验要求学生能够综合运用药用植物学、中药鉴定学、药剂学、分析化学、中药制剂分析等药学相关学科的理论知识和实验基本技能,做到理论联系实际,提高学生分析问题和解决问题的综合能力。

【实验报告】

(1)写出实验设计方案。

(2)绘制出杞菊地黄丸的主要显微鉴定特征图。

(3)记录实验结果。

第七章 设计性实验

第一节　大黄真伪鉴别的实验设计

【实验案例】

2011 年 12 月 9 日，原国家食品药品监督管理局公布一批涉嫌制售假药的药品生产经营企业。2011 年 7 月左右，药监部门在例行抽查时，发现某中药饮片有限公司 3 个批次的大黄产品中，有一个批次存在“猫腻”。这个批次的药品用土大黄代替大黄，涉嫌造假。

问题：如何区别大黄与土大黄？

【实验目的】

学会运用中药鉴定的方法区别大黄及其伪品土大黄。

【实验准备】

(1)实验材料。大黄、土大黄(河套大黄、华北大黄、藏边大黄)药材及粉末。

(2)实验器具。显微镜、紫外分析仪、酒精灯等。

(3)实验试剂。稀甘油、水合氯醛、稀乙醇等。

【实验方案】

(1)分组与布置任务。按照实际人数，按照每组 4～5 名学生进行分组，并选出组长，整个设计性实验实行组长负责制。

(2)查阅与整理资料。每个小组在课题研究前，要通过校图书馆及网络资源查阅实验药材的相关资料，如大黄及其伪品的来源、常见的鉴别特征等。在对资料进行整理后，结合实验教学示范中心的实验条件，对开展实验研究需要的设备、设施、物质材料、实验时间等事先分类分项进行估算。

(3)实验方案的设计。根据课时安排，制定出具体的实验方案。详细的实验方案应包括以下几点。

第一，实验中所需的仪器、试剂等要注明名称、规格等。

第二，明确实验所需仪器、试剂的详细名称和规格。

第三，确定鉴定项目和进行理化或者定性鉴定的方法，实验方法要合理，要根据现有条件进行设计，具有可行性。

第四，学生独立设计实验后，教师对实验方案进行审阅、归纳，并指出实验方案中的创新之处和不足、缺陷及错误之处。指导学生对自己的方案进行修改。最后每个实验组形成一个完善的实验方案。

(4)实验中的问题和分析。常用的中药真伪鉴定方法有来源鉴定、性状鉴定、显微鉴定、理化鉴定。学生在完成上述实验过程中必须严格遵守实验操作规范及有关规章制度,认真预习,精心准备,准确操作。

第一,实验前应做好实验准备,包括实验材料的粉碎、前处理,所需理化试剂的配制。

第二,实验过程中要求规范操作,及时观察实验现象,并记录有关原始数据。

第三,教师在学生实验过程中要监督指导,及时纠正学生的不规范操作,解答学生的问题,使学生掌握标准的操作规范,在规范操作的前提下允许学生自主创新。

第四,允许重复实验,如大黄的薄层定性分析,在待检测成分的分离度达不到要求,或干扰严重,或斑点不齐,甚至不出现待检测成分斑点,以及学生未实施标准化的实验操作而带来实验误差等情况时。

(5)实验结果。

1)性状鉴定。

正品大黄:根呈圆柱形、圆锥形或不规则块状,长 3～17cm,直径 3～11cm,外皮棕褐色,除去外皮,表面黄棕色至红棕色,质坚实,断面淡红棕色,木部发达,具放射纹理。根茎横切面髓部较宽,可见星点,排列呈环状或散在,气清香,味苦而微涩,嚼之黏牙,有沙砾感。

伪品大黄:根呈圆柱形或纵剖成不规则条块状,圆柱形的长 4～8cm,直径 1～4cm,外皮褐棕色,多已刮除,表面黄棕色,横断面橙红色至黄棕色,根木部宽广,射线细密,红棕色,根茎横切面无星点,气不清香而浊,味先涩后苦。

2)显微鉴定。

正品大黄:粉末呈黄棕色,草酸钙簇晶直径 20～160μm,棱角多短钝,有具缘纹孔、网纹、螺纹及环纹导管,淀粉粒非常多,呈类球形或多角形,单粒淀粉直径 3～45μm,复粒由 2～8 粒组成。

伪品大黄:粉末中草酸钙簇晶直径 20～85μm,棱角尖于正品大黄,单粒淀粉直径 3～24μm,复粒由 2～6 粒组成,较正品大黄小而少。

3)理化鉴定。

正品大黄:将其粉末的稀乙醇浸出液点于滤纸上,滴加稀乙醇扩散后,显黄色至浅棕色环,置紫外光下观察,显棕色至棕红色荧光。

伪品大黄:将其粉末的稀乙醇浸出液点于滤纸上,滴加稀乙醇扩散后,显黄色至浅棕色环,置紫外光下观察,显蓝紫色荧光。

(6)实验报告。当小组实验人员按计划和步骤完成实验项目后,要立即撰写实验报告。在撰写实验报告的过程中,要进一步查阅资料,综合运用所学的中药鉴定与其他中药学知识进行全面系统的总结。

实验报告的基本内容包括实验目的与要求、仪器与试剂、实验材料、实验内容与步骤、实验结果与讨论思考、实验时间与人员等。实验内容应包括以下内容。

1)写明所鉴定药材的正品及其伪品的基源和药材拉丁名。

2)显微鉴定项要完成铅笔绘图。

3)应有详细的实验步骤,包括实验前样品粉碎、前处理等。

4)性状鉴定及理化鉴定要求准确记录实验结果,并总结出鉴定特征。

5)因操作失误等导致实验失败的要在讨论思考部分注明原因及结果。

【实验提示】

为保证综合设计性实验的顺利实施，在实验设计过程中，需要注意以下几个问题。

(1)选择的中药一般不超出教学大纲的要求，可以适当增加部分地方性用品，以学生的理论水平为基础，如中药鉴定的基本程序、中药化学、中药质量标准的制定、医学统计学等背景知识。

(2)实验过程要详尽，要考虑一切可能发生的问题和解决方法。

(3)允许学生重复实验，学生实验操作失败以后，允许其重复实验，这样可以培养学生严谨的科研态度，也可以让学生尽可能地发现问题、提出问题，培养学生解决问题的能力。

【实验报告】

写出实验设计方案，记录鉴定结果。

第二节　西红花真伪鉴别的实验设计

【实验案例】

西红花为贵重药材，来源稀少，因此市场上常有伪品出现。为调查某药材市场的西红花质量，某药品监督管理局工作人员在当地药材市场采集西红花样品数份，进行检验。发现西红花的伪品有以下几种：①菊科植物红花；②番红花雄蕊或莲须、玉米须等染色；③纸张与淀粉的加工品。

问题：怎样鉴别西红花的真伪？

【实验目的】

学会运用中药鉴定的方法区别西红花及其常见伪品。

【实验准备】

(1)实验材料。西红花药材、西红花伪品(①菊科植物红花；②番红花雄蕊或莲须、玉米须等染色；③纸张与淀粉的加工品)。

(2)实验器具。烧杯、白瓷板、解剖针。

(3)实验试剂。稀甘油、硫酸、碘液等。

【实验方案】

(1)实验方案制定。在选定实验题目后，根据文献资料，按照实验项目的要求，选择适合的实验方法，再根据实验方法合理选择仪器，准备实验材料、药品试剂；周密分析可能出现的问题及影响结果的因素，并拟定好解决问题的方法；确定实验的具体步骤和注意事项、实验时间的安排等；最后填写实验的任务书和实验用品申请表。

(2)实验表格填写。实验任务书包括：实验题目，实验理论依据（实验研究的意义、目的、原理、主要参考文献），实验方案（实验目标、实验内容和关键问题、拟采用的方法、技术路线、实验方案及可行性、实验时间安排），设计小组人员（项目负责人、项目组成员），教师审核意见等。实验用品申请表包括：实验材料、仪器设备、对照品、试剂等。

(3)实验实施。这是设计性实验的关键阶段，也是实验的主体阶段，是学生按照自己设计的实验方案、采用的实验方法和时间安排进行实验的过程。整个过程要求学生认真操作、细心观察、详细记录并加以分析。实验中可能出现预想不到的现象或发生突发事件。因此，要求学生头脑冷静、及时分析、查找原因，并找到合理解决的方法。同时，做好实验记录。实验记录一般包括:实验项目,实验材料(如种类、来源、编号等),实验药品(如名称、规格、产地、纯度及批号等),实验环境(如时间、温度、湿度等),实验仪器设备(如仪器型号、技术参数等),实验步骤与方法,实验结果分析及数据处理等。

(4)实验结果。

1)性状鉴定。

正品:呈弯曲的细线状,三分支,色暗红,无光泽或微有光泽,柱头红棕色,长 2.5～3cm,基部窄,向上则稍宽大并向内卷成筒,顶端边缘显不整齐的齿状,内侧有一裂缝长 1.5～2cm,下端有时残留一小段黄色花柱,质轻,易折断,有特异香味,微有刺激性,味微苦。

伪品:①菊科植物红花,为不带子房的管状花,表面红黄色,先端 5 裂,柱头长圆柱形。②番红花雄蕊或莲须、玉米须等染色。鸢尾科植物番红花的雄蕊染色,长 1cm,色暗,常对折搓制而成,展开后药室呈螺旋状扭曲,末端筒形,花丝线状,质轻。③睡莲科植物莲的干燥雄蕊染色,呈线形,由多数雄蕊集合而成,红色,花药长 1.1～1.5cm,直径约 0.3cm,内含多数花粉粒,纵裂,花丝长 1.5～1.8cm,体轻略扁,气微香,味涩。④禾本科玉蜀黍的柱头及花柱染色,呈线状,长 1.3cm,表面砖红色,略扁平,边缘具稀疏的毛,微有油润光泽,置放大镜下可见花柱、花丝和花药,气微臭。⑤用纸浆、染料和油性物质加工而成。由众多压制的细条状物集结成较疏松团块状,表面红色或深红色,长 3～3.5cm,浸泡于水中边缘不整齐,无波状突起,顶端不呈喇叭状。

2)理化鉴定。

正品:①取本品少许,置白瓷板上,加硫酸 1 滴,酸液显蓝色,经紫色缓缓变成红褐色或棕色。②取样品少许浸入水中,水面不应有油状物漂浮,水被染成黄色,不显红色,无沉淀,用棒搅动,不易碎断。③取本品粉末少许,加碘液 1 滴,真品不变色。

伪品:①番红花雄蕊或莲须、玉米须等染色,浸入水中时水被染成红色或橙黄色。②纸张与淀粉的加工品,为化学纸浆做成丝状,外面包以淀粉,经染色并加少许油质而成,水试水面出现油花,水被染成红棕色,于水中观察,不呈喇叭状,用针拨动易碎断。加碘液 1 滴检验,伪品变蓝色、蓝黑色和紫色。

【实验报告】

写出实验设计方案,记录鉴定结果。

第三节　不同产地白芷的质量比较与分析

【实验案例】

药材白芷因产地多元、易于栽培,逐渐形成了禹白芷、杭白芷、川白芷、祁白芷等商品。川白芷主产于四川绵阳、达州,内江等地,产量较大;杭白芷又称浙白芷,主产于浙江杭州、余姚、临海等地,产量较小,一般在产地使用;禹白芷主产于河南禹州、长葛,产量仅次于川白芷,多在北方各省使用;祁白芷主产于河北安国等地,栽培量较小,一般在产地使用。

问题:不同产地的白芷质量有何区别?

【实验目的】

通过比较考察不同产地白芷的性状、水分、总灰分以及含量等质量参数,依据结果分析其质量优劣。

【实验准备】

10 批不同产地的白芷由样品采集地药品监督管理部门提供。

【实验方案】

(1)文献资料的整理与归纳。每组学生在课题研究前,要通过校图书馆及网络资源查阅所分配两种实验药材的相关资料,在对资料进行整理后,结合中药学实验教学示范中心的实验条件,对开展实验研究需要的设备、设施、物质材料、实验时间等事先分类分项进行估算。要求学生查阅 10 篇以上的研究文献,对查阅的文献进行整理归纳与讨论,完成方案设计的可行性报告交由教师审阅修改,合格以后再进行具体的实验方案设计。

(2)实验方案的设计。在可行性报告的基础上,教师提出实验要求,学生要分组讨论,制定出具体的实验方案。包括题目、理论依据、实际方案、小组成员、实验材料、试剂、仪器等。

(3)问题和分析。在实验中出现一些问题,如薄层定性分析时,待检测成分的分离度达不到要求,或干扰严重,或斑点不齐,甚至不出现待检测成分斑点等,以及学生未实施标准化的实验操作而带来实验误差等,教师要指导学生找出出现问题的原因,并加以改进或重做。

(4)实验报告。实验结束后,教师指导学生按照小组写出实验报告。要求实验报告条理清晰、目的明确、数据的统计分析合理、结论明确、问题与讨论简明扼要。在撰写实验报告的过程中,要指导学生进一步查阅资料,综合运用所学的中药鉴定学与其他中药学知识进行全面系统的总结。一份完整的实验报告应独立成一篇小论文。要求学生进行交流讨论后,独立撰写。

(5)实验方法。

1)性状。对送检的 10 批次的白芷药材进行性状描述,注意不同批次的药材的产地、形状、表面颜色、皮孔等特点。

2)水分。依据 2015 年版《中国药典》一部通则 0832 第四法进行测定。

3)总灰分。依据 2015 年版《中国药典》一部通则 2302 进行测定。

4)含量。照高效液相色谱法(2015 年版《中国药典》一部通则 0512)测定。

色谱条件与系统适用性试验:以十八烷基硅烷键合硅胶为填充剂;以甲醇-水(55∶45)为流动相;检测波长为 300nm。

对照品溶液的制备:取欧前胡素对照品适量,精密称定,加甲醇制成每 1ml 含 10μg 的溶液,即得。

供试品溶液的制备:取本品粉末(过 3 号筛)约 0.4g,精密称定,置 50ml 量瓶中,加甲醇 45ml,超声处理(功率 300W,频率 50kHz)1 小时,取出,放冷,加甲醇至刻度,摇匀,滤过,取续滤液,即得。

测定法:分别精密吸取对照品溶液与供试品溶液各 20μl,注入液相色谱仪,测定,即得。

(6)结果与讨论。分析不同产地的白芷质量是否能满足目前医药产业使用的质量要求,比较 10 批白芷的各项检验结果,分析不同品种之间的质量差异。

【实验报告】

写出实验设计方案,记录鉴定结果。

实验设计方案模板如表 7-1 所示。

表 7-1　实验设计方案

<table>
<tr><td>实验项目</td><td colspan="3"></td></tr>
<tr><td>课程名称</td><td></td><td>指导教师</td><td></td></tr>
<tr><td>年级班级</td><td></td><td>专业</td><td></td></tr>
<tr><td>小组成员</td><td colspan="3"></td></tr>
<tr><td>开课学期</td><td colspan="3"></td></tr>
<tr><td colspan="4">实验设计方案：

指导教师意见：</td></tr>
<tr><td colspan="4">说明：
实验设计方案应包含以下一些内容。
一、实验目的（明确实验任务所达到的要求）
二、实验原理（包括公式、原理示意图及相应说明等）
三、实验器材（实验仪器、试剂等）
四、实验步骤（方法）
五、预期的实验结果
六、实验中可能遇到的问题和对策
七、参考资料（列出主要参考书名）</td></tr>
</table>

下　篇

实践与应用

第八章 中药质量标准制定的实践与应用

第一节 《中国药典》中药质量标准起草说明编写细则

中药质量标准是对中药质量及其检验方法所做的技术规定，用于指导中药生产、经营、使用、检验和监督管理，以保证药品的安全性、有效性、稳定性。中药质量标准的制定是中药研究中的重要组成部分，进行中药的新药研究，必须依据国家《新药审批办法》的要求制定临床研究和生产使用的质量标准。

中药质量标准起草说明是说明标准起草过程中，制订各个项目的理由及规定各项指标和检测方法的依据；也是对该药品从历史考证，药材的原植（动、矿）物品种，中药形态鉴别，成方制剂的处方、制法及其理化鉴别，质量控制，临床应用，贮藏等全面资料的汇总。

一、编写原则

（1）起草说明不属于药品法规，也不是《中国药典》的注释，而是制订各个项目的说明。内容、文字，特别是名词、术语应力求与《中国药典》一致。计量单位等统一按《中国药典》"凡例"中规定的要求编写。

（2）起草说明包括理论性解释和实践工作中的经验总结。尤其是对中药的真伪鉴别及质量控制方面的经验和实验研究，即使不太成熟，但有实用意义的也可编写在内。

（3）每一篇起草说明均应写明作者与审核人的单位、姓名、职称或职务及日期。

二、编写格式及要求

1. 中药材

（1）来源（历史沿革）。扼要说明始载于何种本草，历来本草的考证及历代本草记载中有无品种改变情况，目前使用和生产的药材品种情况，以及历版《中国药典》的收载、修订情况。

（2）名称。对正名选定的说明、历史名称、别名或国外药典收载名。

1）原植（动）物。原植（动）物形态按常规描写。突出重点，同属两种以上的可以前种为主描述，其他仅写主要区别点。学名有变动的应说明依据。

2）生境。野生或栽培（有无 GAP 基地）。

3）主产地。主产的省、市、自治区名称，按产量大小次序排列。药材道地产地明确的可写出县名。

4）采收时间。采收时间与药材质量有密切关系的，应对采收时间进行考察，并在起草说明中列入考察资料。

5)采收加工。产地加工的方法,主要包括与主产地不同的方法或有关这方面的科研结果。

(3)性状。

1)正文描述性状的药材标本来源及彩色照片。

2)增(修)订性状的理由,由于栽培发生性状变异,应附详细的质量研究资料。

3)未列入正文的某些性状特点及缘由。

4)各药材标本间的差异,多品种来源药材的合写或分写的缘由。

5)曾发现过的伪品、类似品与本品性状的区别点。

6)性状描述中其他需要说明的有关问题。

(4)成分。

1)摘引文献已报道的化学成分。注意核对其原植(动、矿)物品种的拉丁学名,应与标准收载的品种一致。化学成分的中文名称后用括号注明外文名称,外文名用小写,以免混淆。

2)有些实验研究结果,应注明是起草时的实验结果还是引自文献资料。

(5)鉴别。

1)收载各项鉴别的理由,包括修订上版《中国药典》鉴别的理由。

2)老药工对本品的经验鉴别的方法。

3)理化鉴别反应原理。

4)起草过程中曾做过的实验,但未列入正文的显微鉴别及理化实验方法。

5)薄层色谱法实验条件选择的说明。

6)多来源品种各个种的鉴别实验情况。

7)伪品、类似品与正品鉴别实验的比较,并进一步说明选定方法的专属性。

8)显微鉴别组织或粉末特征应提供彩色照片,照片应标注各个特征,并附标尺或放大倍数,薄层色谱应附彩色照片,光谱鉴别应附光谱图。所有附图附在最后。

(6)检查。

1)正文规定各检查项目的理由。

2)实验数据(包括历版《中国药典》起草中曾获得的实验数据及修订本版《中国药典》时获得的实验数据),规定各检查项限度的理由。

3)浸出物。①规定浸出物测定的理由,选用浸出溶剂和方法的理由。②浸出物测定结果与商品等级规格或药工经验鉴别质量优劣是否相关。③实验数据及规定浸出物限量的理由。

(7)含量测定。

1)选定测定成分和测定方法的理由,测定条件确定的研究资料。

2)测定方法的原理及其研究资料(方法学验证,如重现性、精密度、稳定性、回收率等研究资料)。

3)实验数据及规定限度的理由。

4)液相色谱、气相色谱等图谱。

(8)炮制。

1)简述历代本草对本品的炮制记载。

2)本品的炮制研究情况(包括文献资料及起草时的研究情况)。

3)简述全国主要省份炮制规范收载的方法,说明正文收载炮制方法的理由。

4)正文炮制品性状、鉴别及规定炮制品质量标准的理由和实验数据。

(9)药理。叙述本品文献报道及实际所做的药理实验研究结果(如抑菌、毒性、药理作用等的结果)。

(10)性味与归经。

(11)功能与主治。文献报道和起草地区临床医生的新用途。

(12)用法与用量。同上。

(13) 注意。略。

(14) 贮藏。需有特殊贮存条件的应说明理由。

(15) 类似品及伪品。综合文献报道及工作中曾碰到的伪品、类似品的情况,能知道学名的写明学名。

(16) 参考文献。起草说明中涉及的问题,如系从书刊中查到的应用脚注表示,参考文献书写按《药物分析杂志》的格式,次序按脚注号依次排列。

(17) 附图。如说明与伪品、类似品的区别,尽可能附正品与伪品、类似品的药材照片。显微特征(组织与粉末)及色谱鉴别、含量测定均应附照片或图。

2. 植物油脂和提取物

(1)历史沿革。说明标准收载、修订情况,若为分列或合并的请注明理由。

(2)来源。提取物的来源,扼要说明其以何种原植(动)物及部位加工制得,目前的使用和生产现状。

(3)名称。说明命名的依据,挥发油和油脂应突出所用原植物的名称,粗提物应加上提取溶剂名称,有效部位提取物应突出有效部位名称,有效成分提取物应以有效成分名称命名。

(4) 制法。

1)粗提物和有效部位提取物应列出详细的制备工艺,说明各项关键的技术指标和要求的含义,及确定最终制备工艺及主要参数的理由。

2)对药材的前处理方法进行说明,包括粉碎、切制等。

3)已有国家标准的提取物制法原则上应统一工艺;如制法有重大差异的,应予以说明,并进行必要的区分。

4)工艺过程中的注意事项。

(5)性状。

1)挥发油和油脂应规定外观颜色、气味、溶解度、相对密度和折光率等。

2)粗提物和有效部位提取物应规定外观颜色、气味等。

3)有效成分提取物应规定外观颜色、溶解度、熔点、比旋度等。

4)其他需要说明的有关问题。

(6)鉴别。

1)收载各项鉴别的理由,操作中的注意事项,包括修订上版《中国药典》鉴别的理由。

2)理化鉴别反应原理。

3)色谱法实验条件选择的说明,并说明其专属性和可行性。

4)应建立中药色谱特征图谱。包括色谱条件的选择、供试品溶液的制备、特征图谱的建立和辨识、中药提取物和原药材之间的相关性分析、方法学验证、数据处理等。特征图谱应满足专属性、重现性和可操作性的要求。中药色谱特征图谱应附图,要求清晰真实,附在起草说明的最后一项中，按《药物分析杂志》的格式要求绘制。

(7)检查。

1)正文规定各检查项目的制定理由，对《中国药典》附录通则规定以外的检查项目，除说明制定理由，还要说明其限度制定的理由。

2)实验数据，规定各检查项限度的理由。

3)作为注射剂原料的提取物还应对其安全性等检查项进行研究，并按照相应注射剂品种项下的规定选择检查项目，列出控制限度及列入质量标准的理由。

(8)含量测定。

1)规定含量测定的理由。

2)测定方法的原理及其研究资料(包括各项实验条件确定的依据及方法学验证，如重现性、精密度、稳定性、回收率等研究资料)。

3)实验数据及规定限度的理由。

(9) 稳定性。研究应提供光照、温度、湿度(包括含水量)等因素对提取物稳定性影响的实验数据，确定使用期、有效期的建议或说明。列表附在最后页。需有特殊贮存条件的应说明理由。

(10)问题及改进。本标准尚存在的问题，今后改进的意见。

(11)参考文献。起草说明中涉及的问题，如系从书刊中查到的应用脚注表示，参考文献书写按《药物分析杂志》的格式，次序按脚注号依次排列。

(12) 附图与附表。附图与附表按顺序依次排列。

3. 中药制剂

(1)历史沿革 。

1)写明处方来源，包括验方、古方来源及考证，及历版标准收载、增(修)订情况。

2)原研发厂家情况(如有)。仿制标准的厂家及批文号。

3)若为不同品种合并统一的，请注明两标准的主要区别和合并理由(如同方异名等)。

(2)名称。说明命名的依据、曾用名及修改理由。

(3)处方。

1)对处方药味排列次序进行说明。

2)处方中的药味如不是本版《中国药典》所收载的品种，应附标准，说明其标准收载情况，并注明其科、属、种、拉丁学名及药用部位，写法同《中国药典》正文来源。

3)对处方中分列品种、替换品种及地方习用药材明确来源。分列、替换药材还应列入依据。

4)处方中如有《中国药典》未收载的炮制品，应详细说明炮制方法和质量要求。

5)如系保密品种，其处方需完整地列在起草说明中。

(4)制法。

1)列出详细的工艺流程 (保密品种亦同)，包括全部工艺参数和技术指标、关键半成品的质量标准及确定最终制备工艺及其技术条件的依据。

2)如需粉碎的药材应说明药粉粒度；药材经提取后制成清膏的应说明出膏率(干膏率)，并列出相应数据；写明制成品总量及允许的公差率等。

3)说明主要辅料品种及用量、标准收载情况，《中国药典》未收载的辅料应附执行标准。

4)同一品种下收载不同规格的应分别说明,如蜜丸,收载水蜜丸、小蜜丸、大蜜丸,应分别说明;又如片剂,收载大片与小片、糖衣片、薄膜衣片,应分别说明;如颗粒剂有含糖颗粒、无蔗糖颗粒、含乳糖颗粒等,应分别说明。

5)制法过程中的注意事项。

(5)性状。

1)说明正文中性状内容拟定的依据,对性状进行修订的应说明理由。

2)对性状内容需要说明的其他问题。

3)丸剂丸芯、片剂片芯的外表与内部颜色常不相同,需分别描述说明。

(6)鉴别。

1)说明正文收载的各项鉴别实验所鉴别的药味,包括鉴别增订、修订的理由,操作中的注意事项。

2)显微鉴定说明正文各鉴别特征所代表的药材。

3)理化鉴定实验若非《中国药典》附录"一般鉴别试验"收载的方法,应说明鉴别反应的原理,并说明所鉴别的药味。

4)鉴定实验应提供前处理条件选择的依据和实验数据,说明阴性对照溶液的制备方法,详述专属性、重现性与耐用性考察结果,并附含阴性对照的彩色照片或色谱图。

5)色谱法应说明色谱条件的选择(如薄层色谱法的吸附剂、展开剂、显色剂的选定等)。

6)鉴定实验若使用《中国药典》未收载的特殊试液,应注明配制的方法及依据。

7)起草过程中曾做过实验,但未列入正文的鉴别方法,也应说明实验研究方法、实验结果和未列入标准的理由。

8)鉴别的药味若是多来源品种,应对各品种的实验结果进行比较,说明其可行性,必要时附彩色照片或色谱图。

9)显微鉴定及色谱鉴定均应附图,薄层色谱(包括阴性对照试验)图谱应附彩色照片。所有附图要求清晰真实,标明图号及文字内容,附在起草说明的最后一项。

(7)检查。

1)所列检查项目的制定理由,对《中国药典》附录通则规定以外的检查项目,除说明制定理由,还要说明其限度拟定的理由。

2)所有检查项目均要列出实验数据。

3)新上《中国药典》的中药制剂,应做重金属、砷盐等考查,结果列在起草说明中,及该检查项列入或不列入质量标准的理由。

(8)含量测定。

1)说明含量测定所测药味和成分选定的理由及测定方法选定的依据。

2)测定方法的原理及其研究资料(包括各项实验条件选择的依据及方法验证的数据与图谱,如干扰成分的去除,阴性对照试验情况及方法的专属性与可行性,按中药质量标准分析方法验证指导原则的要求,列出方法学考察的全部研究资料,包括准确度、精密度、专属性、线性、范围、耐用性等考察项目的实验方法、实验数据、结果结论等)。

3)说明含量限度拟定的依据。

4)起草过程中所进行的含量测定研究,若未列入标准正文,也应详尽地记述于起草说明中。

(9)功能与主治、药理、临床研究。说明药理实验、临床试验研究的结果;制定功能与主治项的理由。

(10)用法与用量。说明制定用法与用量项的理由。

(11)注意。说明制定注意项的理由。

(12)规格。说明规格拟定的依据,不合理规格删除的理由,新增、修订规格必须予以说明,并附证明性文件。

(13)贮藏。说明规定贮存条件的理由;需特殊贮存条件的,应有数据说明该特殊条件设定的必要性。

(14)稳定性试验。制剂的稳定性考察材料及数据,提出使用期、有效期建议的说明。列表附在最后页。

(15)讨论。本标准研究过程中尚存在的问题,今后进一步研究完善的建议。

(16)参考文献。参考文献按脚注号依次列出,按《药物分析杂志》的格式书写。

(17)附图。附图按顺序依次排列。

三、附图格式及要求

(1)显微特征图要求。应采用显微照相(或摄像)系统记录显微特征图,并存储为 bmp 格式或 jpg 格式的文件,在图像外空白处标记各特征名称,并标注坐标尺。

(2)TLC 图谱(彩色照片)要求。TLC 鉴别图谱中应有供试品(至少 3 个批号)、对照品或对照药材(多来源者应包括所有来源的对照药材)、空白对照等。薄层色谱统一格式如下。薄层板尺寸:10cm×10cm、10cm×20cm。点样:圆点状或条带状均可;点样基线距底边 10~15mm;高效板基线距底边 8~10mm;左右边距 12~15mm;圆点状点样,点间距离 8~10mm;条带状点样,条带宽 4~8mm,条带间距离不少于 5mm。展距:5~8cm。TLC 限量检查、含量测定图谱还应提供系统适用性试验图谱(包括检测灵敏度、分离度及重复性),图谱中不加注文字或符号,编辑文本时在图像外空白处标记供试品、对照品或对照药材、阴性等编号,溶剂前沿,以及展开时的温度、湿度等。

色谱成像和记录应采用数码相机或数码摄像设备记录色谱图像,并存储为 bmp 格式或 jpg 格式的文件。

此外,还应附有以下薄层色谱条件信息。

1)薄层板。列出预制薄层板的商品名、规格、型号和批号等;自制薄层板应注明固定相种类,黏合剂或其他改性剂的种类、浓度,涂布厚度等。

2)点样。注明点样量、点样方式(接触或喷雾)。

3)展开剂。溶剂种类、配比、分层情况,展开剂用量。

4)展开方式。展开缸规格(单、双槽),展开方式与展距,预平衡和预饱和的方式(预平衡或预饱和缸还是板)、时间。

(3)HPLC、GC 等图谱要求。含量测定的方法学考察及验证须提供系统适用性试验(理论板数、分离度、拖尾因子)、HPLC 测定波长的选择图(UV 最大吸收扫描图,一般提供对照品的即可)、空白图谱(辅料或其他物质干扰图谱)、供试品及对照品图谱。以上色谱图应采用相同的标尺,被测成分峰的峰高应为色谱量程的 1/3~2/3,至少应记录至杂质峰完全出来或 3 倍以上主峰保留时间时,图上同时也需标明理论板数、分离度、拖尾因子。如果阴性色谱峰与样品峰缺失过多，请解释原因，必要时附药材或溶剂峰的色谱图。

色谱图要求采用工作站记录色谱图，并存储为 bmp 格式或 jpg 格式的文件。除特殊情况外，一般在色谱图上标明各色谱峰对应的已知组分或代号及相应的保留时间，清楚标注色谱图坐标。编辑文本时在图像外空白处标记各已知成分的保留时间、分离度和理论板数、供试品来源及批号。

（国家药典委员会）

第二节　药材质量标准的制定实验

【实验目的】

根据文献提供的有关资料，按照药材（含饮片）质量标准规定的内容，模拟制定一种药材（含饮片）的质量标准。通过实验熟悉药材及饮片质量标准的基本内容。

【实验内容及操作步骤】

选择一种《中国药典》没有收载的药物，根据文献提供的有关资料，按照下列药材（含饮片）质量标准的内容，制定其质量标准并附质量标准起草说明。

（1）名称。中文名称、汉语拼音、药材拉丁名，按照中药命名原则要求制定。

（2）来源。来源包括原植（动、矿）物的科名、中文名、拉丁名、药用部位、采收季节和产地加工等，矿物包括矿物的类、族、矿石名或岩石名、主要成分及产地加工。中药材均应固定其产地。

1）基原。需经有关单位鉴定，确定原植（动）物的科名、中文名及拉丁名，矿物的中文名及拉丁名。

2）药用部位。指植（动、矿）物经产地加工后可药用的某一部分或全部。

3）采收季节与产地加工。是指能保证药材质量的最佳采收季节和产地加工的方法。

（3）性状。系指药材的形状、颜色、表面特征、质地、断面及气味等的描述，除必须鲜用的按鲜品描述外，一般以完整的干药材为主；易破碎的药材还需描述破碎部分。描述要抓住主要特征，文字要简练，术语使用需规范，描述应确切。

（4）鉴别。选用的方法要求专属、灵敏。包括经验鉴定、显微鉴定（组织切片、粉末或表面制片、显微化学）、理化鉴定（色谱、光谱鉴定等）。按照《中国药典》规定，色谱鉴定应设标准品或对照药材。

（5）检查。包括杂质、水分、灰分、酸不溶性灰分、重金属、砷盐、农药残留量、有关毒性成分及其他必要的检查项目。

（6）浸出物测定。可参照《中国药典》现行版附录浸出物测定法要求，结合用药习惯、药材质地及已知的化学成分等选定适宜的溶剂，测定其浸出物量以控制质量。浸出物的限（幅）度指标应根据实测数据制定，并以药材的干品计算。

（7）含量测定。操作步骤叙述应准确，术语和计量单位应规范。含量限（幅）度应根据实测数据制定。在建立化学成分的含量测定有困难时，可建立药效组分测定或生物测定等其他方法。

（8）炮制。根据用药需要进行炮制的品种，应制定合理的加工炮制工艺，明确辅料用量和炮制品的质量要求。

(9)性味与归经、功能与主治、用法与用量、注意及储藏。根据该药材的研究结果制定。

【实验提示】

所选择的药材来源应为单一品种,其产地和产地加工方法要固定。

【实验报告】

写出所选药材的质量标准(模拟)和起草说明。

第九章　中药材道地性的研究与实践

第一节　中药材道地性研究状况与趋势

一、道地药材与环境相关性的古代认识

“道地药材”的概念最早见于《神农本草经》，“土地所出、真伪新陈，并各有法川”。胡世林等认为中国古代的道地药材观可以概括为“天药相应”。谢宗万从道地药材的成因角度认为：道地药材是指在一定自然条件、生态环境的地域内所产的药材，且生产较为集中，栽培技术、采收加工方法也都有一定的讲究，以致较同种药材在其他地区所产者品质较佳、疗效较好，为世人所公认而久负盛名者称之，因此，在药名前多冠以地名，以示其道地产区。可见道地药材始终与环境密切相关。我国古代对道地药材中“环境”的认识大致经历了三个阶段。

(1)道地的“朴素生境观”。这一阶段以《神农本草经》为代表。对“道地”的认识以古国名为主，并又粗略论述了生境含义，体现了古代朴素的生境观。如巴豆、巴戟天、蜀椒、秦椒、秦皮、秦瓜、吴茱英、阿胶等。巴、蜀、吴、秦、东阿都是西周前后的古国名或古地名，从每药下所记无具体产地而只有生山谷、川谷、川泽、池泽、大泽、丘陵、田野、平土等具有粗略的生境含义。

(2)道地的“小环境观”。这一阶段以梁代陶弘景所著的《本草经集注》为代表，对“地道”的认识更为深入。不仅论述了古今地名的异同，而且注重药材当时的产地分布、药物的形态特征，并在本草学上第一次明确地论述道地与非道地药材对临床疗效的影响，对其中40多种常用中药的道地性用“第一”“最佳”“最胜”“为佳”“为良”“为胜”等加以记述，将品质(临床疗效)、药材与分布(环境)联系起来。指出同是“蜀药”“北药”，也要精选，要注意小环境对药材质量的影响。

(3)道地的“整体观”。这一阶段以著名医药学家李时珍的《本草纲目》为代表，对“道地”的论述不仅产地更明确，而且注重水、土、气象及其相互关系等整体的论述。如对水土的论述“性从地变，质与物迁，……沧卤能盐，阿井能胶，……将行药势，独不择夫水哉?”“水性之不同如此，陆羽煮茶，辨天下之小性美恶，烹药者反不知辨此，岂不戾哉”。同时能与气候要素相联系：“生产有南北，节气有早迟，根苗异采收，制造异法度”。在每味药下的产地论述较为具体。如对薄荷有“今人用药多以苏州为胜”，麦冬有“浙中来者甚良”。

古代对道地药材的认识是一个由浅入深，由大环境到小生境，由单一的产地条件到注重水、土、气等的相互关系探讨的逐步深入的过程，但由于科技水平的限制，古代对道地药材与环境相关性的研究仍较肤浅。

二、道地药材与环境相关性的现代认识

环境科学的发展使人们对道地药材有了全新的认识和研究视角。“环境”是指“研究中心以外所有事物的总和”。根据这一概念，道地药材与环境相关性的研究是以道地药材为中心，研究道地药材与其周围环境的关系。环境按其形式可分为自然环境和人工环境。自然环境包括地质环境、土壤环境、大气环境、水环境、生物环境。人工环境包括生产技术、临床选择、开发种植模式、法律法规、人类对道地药材的认识观等。道地药材与自然环境相关性的研究可分为三个层次。①遗传基因层次，研究物种与自然环境的相关性、物种的遗传变异与自然环境的关系；②生态环境层次，研究道地药材的生境特点，包括地质环境、土壤环境、大气环境、水环境、群落环境；③种内多样性层次，研究道地药材种内多样性与环境的相关性。“物种内质量变异有时大于种间差异”是现代道地论的核心思想。从道地药材方面进行道地药材与环境相关性研究，主要包括以下两个方面。一是从外部形态、生长发育特征角度研究道地药材的形态与环境间的关系；二是从内部化学成分角度研究有效成分及其累积与环境的相关性。

三、生态因子对道地药材品质形成的影响

不同区域的中药材的种类、数量、质量都有很大差别，换言之，居群间的种内变异是影响中药材产量和质量的根本原因。由于这种变异通常是同种生物长期适应不同生境的结果，因此它充分地体现了生态环境对中药材产量和质量的巨大影响。道地药材作为古人衡量中药材质量的一个综合指标，反映了古人对生态环境对中药材质量的影响早有认识。当今，道地药材在现代生物学上被认为是同种异质，不同产地的药材质量变异充分体现了环境对药材质量的影响，因此许多学者通过对比道地产区与非道地产区的生态环境的差异，来筛选影响药材质量的生态因子。其中研究最多的为土壤的性质。

药材中的有效成分主要为植物次生代谢物，其产生的数量和性质，不仅取决于有机体的生理特性，而且与外界条件有关。植物体受到外界环境的刺激会产生某些信号，最终会引起植物形态或生理上的变化。研究认为，在植物体内存在一个胁迫反应的中心系统。它可以被多种环境胁迫所激活，通过某些机制来调控植物的生长和次生代谢物的变化。诱导子能显著提高植物次生代谢物的含量，以适应环境的变化，提高自身的生存能力。植物次生代谢物的产生受生态环境的影响已有大量报道，例如，研究发现随着二氧化碳浓度的增加，迷迭香中的单萜明显增加；在缺水、缺肥、高温等环境胁迫条件下，植物体内酚类和酸类物质含量显著提高，有助于植物吸收氮、磷及金属离子等营养元素；许多研究表明，植物在受虫害损伤后，其次生代谢方面最明显的变化是酚类化合物的增加，此外，虫害诱导植物产生的挥发物中最主要的成分是萜烯类物质；约有49%的含挥发油的植物生长在冬季温暖潮湿、夏季干燥酷热的地中海气候条件下，大多数热带地区植物含有大量的挥发油成分，由此可见，气候显然是影响挥发油形成的重要因素之一；植物萜类化合物的种类、含量及释放量也明显随季节的变化而变化，与温度、光照强度和植物生长发育过程，如开花期与落叶期等有关，而且也与土地的肥沃程度有关，特别是单萜类化合物变化更为显著。

四、生态环境对道地药材性状的影响

不同产地、相同种类的中药材样本的生物活性有一定的差异，从中药材性状和某些物理化

学特性来观察，它们也有一定的区别。如黄芪主产于我国山西、甘肃、黑龙江、内蒙古等地，不同地域的产品，有色黄色白、纹理粗细之分，在形状上有鞭杆形、直根形、二叉形、鸡爪形之分；在药用疗效上，也有温补、清补之别。野山参的性状特征集中在芦、体、皮、纹、须五个方面，不同的生态环境下，其重量、参芦类型、长度、主根的形态和直径、侧根长度和侧根间夹角、须根长度、珍珠疙瘩不尽相同。砂仁是我国著名的“四大南药”之一，其生长条件比较苛刻，需要特定的地理环境和气候。随着环境气候的不断变化，砂仁的果型存在较明显的差别，尤其在药材性状上差别更大。人为扰动土壤环境可严重影响甘草主根的生长，导致侧根增多，药材长度、直径均减小。在水供充足的条件下，甘草根皮颜色浅；相反，在水分亏缺的条件下，根皮颜色较深，并且亏缺得越严重，颜色越红。甘草皮色在一定程度上反映了甘草的品质，以皮细红棕者为佳，这也是传统经验鉴定甘草品质的方法。不同居群的板蓝根性状及显微特征存在一定的变异，其道地性表现为不同地域的药材综合品质有明显的差异。综上所述，对于如何使用现代多学科的方法、手段来阐明道地药材形成的自然规律，确保中药质量，中药资源道地性研究是关键环节，已成为学科研究的前沿和重点。

五、中药材道地性研究趋势

(1)学科交叉、技术综合已成为中药道地性研究的主要手段。目前中药资源呈恶性循环趋势，给自然环境造成巨大压力。同时，中药资源的无序开发导致大面积植被被毁，生态环境恶化，中药资源加速枯竭，野生资源逐年减少。因此，中药资源的研究已经不仅是一个中医药学界关注的问题，生态学、地理学、生物学、农学、化学等多学科已开始成为中药资源研究的重要力量。这对解决中药资源面临的许多重大科学问题，十分有利。

进入 21 世纪，信息科学高速发展，生物技术、分析技术、观测技术等新技术不断涌现，为中药道地性的深入研究提供了先进的科学技术，中医药学与自然科学的交融已成为历史的必然。中药道地性的研究也只有在这样技术综合、学科交叉的背景下，才能得到更好的发展和诠释。中医药要想走向世界，为世界各国人民所接受，更好地为全人类的健康服务，就必须具备国际通用的解释语言、名词术语、检测方法和质量控制标准。因此，利用多学科的手段和先进的技术开展中药道地性的系统性综合研究是中医药现代化的战略需求。

(2)中药材与环境关系的定量化研究是道地性研究的趋势。生态大环境和群落微环境与道地中药材优良品质的形成有着密切的关系，植物次生代谢物的种类、含量及释放量明显随季节的变化而变化，与温度、光照强度和植物生长发育过程，如开花期与落叶期等有关，与土壤性质有关，而且也与植物受到病虫害的侵袭等有关。研究中药材的道地性，必将研究其生长环境的空间变异，所以中药材与环境关系的定量化研究是中药材道地性研究的趋势。

(3)近年来，随着现代农学、应用数学等相关学科的蓬勃发展，以及地质背景系统、微量元素背景、计量分类、模糊数学和灰色系统等新兴理论与定量科学和群落分类、卫星遥感、计算机等高新技术的广泛运用，开展野生、道地中药材资源及中药材生产区域化的调查与研究，并与中药现代化、生物多样性保护、生态环境建设及中药材规范化生产基地建设等紧密结合，整体架构，统筹规划，已成为道地中药材研究的一大趋势。

(4)深入研究种群及群落的生态环境和演替规律。研究道地药材与地理因子、生态因子等形成因素的定量相关性，将成为探索中药材区域分异规律及道地药材定量分析与深入研究的重要途径和手段，并使结果更为客观和可重复，大大弥补了传统定性研究的不足，从而推动中药材规范化栽培的进一步发展，展现出中药材规范化栽培的无限潜力及广阔前景。

第二节　建青黛的道地性研究

青黛来源于爵床科植物马蓝 *Baphicacanthus cusia*（Nees）Bremek.、蓼科植物蓼蓝 *Polygonum tinctorium* Ait. 或十字花科植物菘蓝 *Isatis indigotica* Fort. 的叶或茎叶经加工制得的干燥粉末或团块，具有清热解毒、凉血、定惊之功效。建青黛的原植物为爵床科植物马蓝。从马蓝茎叶中加工提取的蓝色泥浆状半成品为蓝靛，再经精制干燥后的蓝色粉末，即为青黛。福建省仙游县种植马蓝、加工青黛具有十分悠久的历史，宋代的《仙谿志》中就有记载。由于产量大、品质佳，素有建青黛之美称，是福建的道地药材。

一、建青黛在史籍及方志上的记载

青黛始载于宋代的《开宝本草》，书中记载"青黛，从波斯国来，及太原并庐陵、南康等染淀，亦堪敷热恶肿、蛇虺螫毒。染瓮上池沫紫碧色者，用之同青黛功。"宋・苏颂《图经本草》曰："福州有一种马蓝……土人连根采之，焙，捣下筛，酒服钱匕，治妇人败血，甚佳。"明・李时珍《本草纲目》记载："南人掘地作坑，以蓝浸水一宿，入石灰搅至千下，澄去水，则青黑色。亦可干收，用染青碧。其搅起浮沫，掠出阴干，谓之靛花，即青黛。"福建地方志的最早记载见于宋・淳熙九年（1182）梁克家编纂的《三山志》（土俗类・物产），谓"蓝淀诸邑有之。闽县洞江上下里尤多，故地有名蓝布或青布者为盛，出于此""马蓝叶类出苦益菜，土人连采之，即《尔雅》所谓'箴，马蓝'是也，治鲩鱼毒"。宋・宝佑五年（1257）黄岩孙撰《仙谿志》（特产部），载有"渍蓝为靛""青靛，《尔雅》云马蓝。今大叶冬蓝为靛者是也"。明弘治庚戌年（1490）黄仲昭编纂的《八闽通志》（食货・土产）载有："蓝淀，叶大丛生，茎短有节。折其茎，以土壅之，辄生。蔡襄《江南月录》云：'采以器，盛水浸，除滓梗，搅之以灰，即成'。诸县皆有，闽、侯官、长乐尤多。"明・王应山《闽大记》（1581）曰："靛出山谷……利布四方，谓之福建青。"明・王世懋《闽部疏》（1585）谓："福州西南，蓝甲天下。"明・周亮工《闽小记》（1668）记载蓝靛有"福建青"之称。清・郭柏苍《闽产录异》（1886）曰："闽诸郡多种蓝""迩来汀州所种多运远。"民国 18 年徐友梧《霞浦县志》（1929）记载霞浦县"西区平原之农常种靛，清乾嘉间最盛，其货能通于浙温"。

二、建青黛的传统加工方法

为加工方便，药农均把加工用的池子建在露天有山泉水流经的地方。池子为圆形，直径 1.5～2m，深 1.2m。池壁、池底用水泥抹平。在池的上、下部各留一个小洞，以便进水和排水。这个池叫大池。在大池下方的旁边再建一个小池，直径 0.7～0.8m，深 1m。

将收割的新鲜马蓝茎叶投入大池水中浸泡，50kg 马蓝茎叶一般配 2000kg 净水，为防止茎叶浮出水面，上面应覆盖一片粗竹片编成的竹篱，再加压适量的石块使茎叶完全浸泡于水中，一般夏天只需浸泡 2 日，秋季则需 3～4 日，冬初需 5～6 日。经几昼夜，当将浸泡的马蓝茎叶从池中捞起，叶会自然掉落时，需及时把茎秆残渣捞出，并加入净石灰搅拌，一般每 50kg 马蓝茎叶加 12～16kg 石灰（壳灰和石灰均可）。加灰方法：先把石灰放在桶内，用浸马蓝的池水淘洗，除去砂质后，把灰水倒入池内，用木制的耙状工具用力上下搅动，搅动要快而协调，要使池液表面形成较大的波浪，又要使池液沿圆周方向快速旋转而在池面中央形成较大的旋涡，直到液面出现大量紫红色泡沫时为止。加灰是半成品加工的关键步骤，石灰的加入量和搅拌时的手法将影响青黛的产量和质量，当地一般由有经验的老药农完成这一重要工序。当浸液由乌绿色转为深紫红色时，液面产生大量蓝色泡沫，捞起液面上的泡沫，当地俗称“大沫”，干燥研磨后的粉末即为青黛（此称大池青黛，质量最好，靛蓝含量可达7%以上）。经搅拌至泡沫减少后，停止搅拌，让其沉淀2～3小时，再放出上面的澄清液，把下面的沉淀物移入小池内，再搅拌又会产生泡沫，捞起干燥研粉即为小池青黛。小池沉淀物加清水充分搅拌洗涤，然后静置沉淀，弃去上层清液，再加水洗涤，反复2～3次，洗涤干净后，沉淀物用布过滤，即为半成品（即蓝靛）。现在，青黛生产厂家收购药农半成品，置池中加入10倍量水，用电动搅拌机充分搅拌，使液面产生大量泡沫，捞取泡沫曝晒干燥，经粉碎、过筛、混合及检验合格后包装即为成品青黛。

三、建青黛的质量标准及等级

青黛以色深蓝、体轻、粉细、能浮于水面、燃烧时生紫红色火焰者为佳。青黛主要有效成分为靛蓝和靛玉红等。按2015年版《中国药典》一部规定，青黛的靛蓝含量达2%即为合格品。建青黛靛蓝含量较高，中国药品生物制品检定所编写的《中药鉴别手册》（第三册）称“建青黛含靛蓝可达8%”纯度高的青黛在当地民间治疗腮腺炎，消炎止痛的疗效特别显著。福建仙游县靛染厂生产的青黛分特级、甲级、乙级3个等级，靛蓝含量在3%以上者为特级，在2.4%～3%者为甲级，在2%～2.4%者为乙级。

四、小结

青黛原为蓝靛的副产品，蓝靛是染布用的染料。宋、明、清时期福建出产的蓝靛闻名天下，占有相当重要的地位。随着纺织业的发展，各府县均种蓝制靛。后来闽西南很多农民到闽东诸县垦荒种马蓝，蓝靛的加工日益广泛，贩运远销长江流域地区。自从鸦片战争以后，蓝靛作为印染的用途已逐渐被洋靛所取代。但青黛作为消炎的外用药，一直延用至今。1960年以前大部分蓝靛用于印染布料，只有那些质量佳的用于配方。近40多年来，人工化学染料取代了蓝靛在印染布料中的应用，所以蓝靛只能提取青黛，用于配方及中成药的原料。原来150kg马蓝可生产50kg的蓝靛，只能得到0.1kg左右的青黛。1958年，建青黛主产地仙游县通过改进技术，把蓝靛去杂质后，提纯青黛，变副产品为主产品，150kg马蓝可得4kg左右的青黛。延续数百年的传统加工技术，使建青黛品质稳定、质量最佳。

参考文献

[1] 张钦德. 中药鉴定技能综合训练 [M]. 北京:人民卫生出版社,2014.

[2] 王苏丽. 生药学 [M]. 北京:化学工业出版社,2013.

[3] 张贵君. 中药鉴定学实验 [M]. 北京:科学出版社,2009.

[4] 余敏. 出版集团研究 [M]. 北京:中国书籍出版社,2001.

[5] 杨启德. 中药鉴定实验技术 [M]. 杭州:浙江科学技术出版社,1990.

[6] 李峰,刘丽,张元桐,等.《中药鉴定学》综合性 设计性实验教学模式探讨 [J]. 中华中医药学刊,2008,26(1):98-99.

[7] 吴兵,黄博,卢道会,等. 生药真伪鉴定综合设计性实验在实验教学改革中的应用[J]. 成都中医药大学学报(教育科学版),2014,16(4):32-36.

[8] 蒋磊. 不同产地白芷的质量比较与分析 [J]. 临床医药文献杂志,2015,2(3):6169-6172.

[9] 齐凤琴,李滨,邹存珍,等. 基于中成药的鉴定分析建立综合性实验的探索与研究[J]. 齐齐哈尔医学院学报,2009,30(8):985-986.

[10] 王永炎,张文生. 中药材道地性研究状况与趋势[J]. 湖北民族学院学报·医学版,2006,23(4):1-4.

[11] 黄坚航. 建青黛的道地性研究[J]. 中国中药杂志,2006,31(4):342-343.

附录一 常用试液

一　画

1. 乙醇制氢氧化钾试液　可取用乙醇制氢氧化钾滴定液(0.5mol/L)。

2. 乙醇制氨试液　取无水乙醇,加浓氨试液,使100ml中含NH_3 9～11g,即得。本液应置橡皮塞瓶中保存。

3. 乙醇制硫酸试液　取硫酸57ml,加乙醇稀释至1000ml,即得。本液含H_2SO_4应为9.5%～10.5%。

4. 乙醇制溴化汞试液　取溴化汞2.5g,加乙醇50ml,微热使溶解,即得。本液应置玻璃塞瓶内,在暗处保存。

二　画

5. 二乙基二硫代氨基甲酸银试液　取二乙基二硫代氨基甲酸银0.25g,加三氯甲烷适量与三乙胺1.8ml,加三氯甲烷至100ml,搅拌使溶解,放置过夜,用脱脂棉滤过,即得。本液应置棕色玻璃瓶内,密塞,置阴凉处保存。

6. 二盐酸二甲基对苯二胺试液　取二盐酸二甲基对苯二胺0.1g,加水10ml,即得。需新鲜少量配制,于冷处避光保存;如试液变成红褐色,不可使用。

7. 二硝基苯试液　取间二硝基苯2g,加乙醇使溶解成100ml,即得。

8. 二硝基苯甲酸试液　取3,5-二硝基苯甲酸1g,加乙醇使溶解成100ml,即得。

9. 二硝基苯肼乙醇试液　取2,4-二硝基苯肼1g,加乙醇1000ml使溶解,再缓缓加入盐酸10ml,摇匀,即得。

10. 二硝基苯肼试液　取2,4-二硝基苯肼1.5g,加硫酸溶液(1→2)20ml溶解后,加水使成100ml,滤过,即得。

三　画

11. 三硝基苯酚试液　本液为三硝基苯酚的饱和水溶液。

12. 三氯化铁试液　取三氯化铁9g,加水使溶解成100ml,即得。

13. 三氯化铝试液　取三氯化铝1g,加乙醇使溶解成100ml,即得。

14. 三氯化锑试液　本液为三氯化锑饱和的三氯甲烷溶液。

四　画

15. 水合氯醛试液　取水合氯醛50g,加水15ml与甘油10ml使溶解,即得。

五　画

16. 甘油醋酸试液　取甘油、50%醋酸及水各等份，混匀，即得。

17. 甘油乙醇试液　取甘油、稀乙醇各1份，混合，即得。

18. 甲醛试液　取用“甲醛溶液”。

19. 四苯硼钠试液　取四苯硼钠0.1g，加水使溶解成100ml，即得。

20. 对二甲氨基苯甲醛试液　取对二甲氨基苯甲醛0.125g，加无氮硫酸65ml与水35ml的冷混合液溶解，再加三氯化铁试液0.05ml，摇匀即得。本液在配制后7日内应用。

六　画

21. 亚铁氰化钾试液　取亚铁氰化钾1g，加水10ml使溶解，即得。应临用新制。

22. 亚硝基铁氰化钠试液　取亚硝基铁氰化钠1g，加水使溶解成20ml。应临用新制。

23. 亚硝酸钠乙醇试液　取亚硝酸钠5g，加60%乙醇使溶解成1000ml，即得。

24. 亚硝酸钴钠试液　取亚硝酸钴钠10g，加水使溶解成50ml，滤过，即得。

25. 过氧化氢试液　取浓过氧化氢溶液(30%)，加水稀释成3%的溶液。应临用新制。

26. 亚碲酸钠(钾)试液　取亚碲酸钠(钾)0.1g，加新鲜煮沸后冷至50℃的水10ml使溶解。

七　画

27. 苏丹Ⅲ试液　取苏丹Ⅲ0.01g，加90%乙醇5ml溶解后，加甘油5ml，摇匀，即得。本液应置棕色玻璃瓶内保存，在2个月内应用。

28. 吲哚醌试液　取α，β-吲哚醌0.1g，加丙酮10ml溶解后，加冰醋酸1ml，摇匀，即得。

29. 钌红试液　取10%醋酸钠溶液1～2ml，加钌红适量使呈酒红色，即得。本液应临用新制。

30. 间苯三酚试液　取间苯三酚0.5g，加乙醇使溶解成25ml，即得。本液应置玻璃塞瓶内，在暗处保存。

31. 间苯三酚盐酸试液　取间苯三酚0.1g，加乙醇1ml，再加盐酸9ml，混匀。临用时新制。

八　画

32. 茚三酮试液　取茚三酮2g，加乙醇使溶解成100ml，即得。

33. 钒酸铵试液　取钒酸铵0.25g，加水使溶解成100ml，即得。

34. 变色酸试液　取变色酸钠50mg，加硫酸与水的冷混合液(9∶4)100ml使溶解，即得。本液应临用新制。

35. 玫瑰红钠试液　取玫瑰红钠0.1g，加水使溶解成75ml。

九　画

36. 草酸铵试液　取草酸铵3.5g，加水使溶解成100ml，即得。

37. 茴香醛试液　取茴香醛0.5ml，加醋酸50ml使溶解，加硫酸1ml，摇匀，即得。应临用新制。

38. 钨酸钠试液 取钨酸钠 25g,加水 72ml 溶解后,加磷酸 2ml,摇匀,即得。

39. 品红亚硫酸试液 取碱式品红 0.2g,加热水 100ml 溶解后,放冷,加亚硫酸钠溶液(1→10)20ml、盐酸 2ml,用水稀释至 200ml,加活性炭 0.1g,搅拌并迅速滤过,放置 1 小时以上,即得。应临用新制。

40. 香草醛试液 取香草醛 0.1g,加盐酸 10ml 使溶解,即得。

41. 香草醛-硫酸试液 取香草醛 0.2g,加硫酸 10ml 使溶解,即得。

42. 亮绿试液 取亮绿 0.1g,加水 100ml 使溶解,即得。

43. 氢氧化钙试液 取氢氧化钙 3g,置玻璃瓶内,加水 1000ml,密塞。时时猛力振摇,放置 1 小时,即得。用时倾取上层清液。

44. 氢氧化钠试液 取氢氧化钠 4.3g,加水溶解成 100ml,即得。

45. 氢氧化钡试液 取氢氧化钡,加新沸过的冷水使成饱和溶液,即得。应临用新制。

46. 氢氧化钾试液 取氢氧化钾 6.5g,加水使溶解成 100ml,即得。

47. 重铬酸钾试液 取重铬酸钾 7.5g,加水使溶解成 100ml,即得。

48. 重氮对硝基苯胺试液 取对硝基苯胺 0.4g,加稀盐酸 20ml 与水 40ml 使溶解,冷却至 15℃,缓缓加入 10%亚硝酸钠溶液,至取溶液 1 滴能使碘化钾淀粉试纸变为蓝色,即得。应临用新制。

49. 重氮苯磺酸试液 取对氨基苯磺酸 1.57g,加水 80ml 与稀盐酸 10ml,在水浴上加热溶解后,放冷至 15℃,缓缓加入亚硝酸钠溶液(1→10)6.5ml,随加随搅拌,再加水稀释至 100ml,即得。应临用新制。

十 画

50. 盐酸试液 取盐酸 8.4ml,加水使稀释成 100ml,即得。

51. 盐酸羟胺试液 取盐酸羟胺 3.5g,加 60%乙醇使溶解成 100ml,即得。

52. 钼硫酸试液 取钼酸铵 0.1g,加硫酸 10ml 使溶解,即得。

53. 钼酸铵试液 取钼酸铵 10g,加水使溶解成 100ml,即得。

54. 钼酸铵硫酸试液 取钼酸铵 2.5g,加硫酸 15ml,加水使溶解成 100ml,即得。本液配制后应在两周内应用。

55. 铁氰化钾试液 取铁氰化钾 1g,加水 10ml 使溶解,即得。本液应临用新制。

56. 氨试液 取浓氨溶液 400ml,加水使成 1000ml,即得。

57. 浓氨试液 取用"浓氨溶液"。

58. 氨制硝酸银试液 取硝酸银 1g,加水 20ml 溶解后,滴加氨试液,随加随搅拌,至初起的沉淀将近全溶,滤过,即得。本液应置棕色瓶内,在暗处保存。

59. 氨制氯化铜试液 取氯化铜 22.5g,加水 200ml 溶解后,加浓氨试液 100ml,摇匀,即得。

60. 高锰酸钾试液 可取用高锰酸钾滴定液(0.02mol/L)。

61. 高氯酸试液 取 70%高氯酸 13ml,加水 500ml,用 70%高氯酸精确调 pH 至 0.5,即得。

62. 高氯酸铁试液 取 70%高氯酸 10ml,缓缓分次加入铁粉 0.8g,微热使溶解,放冷,加无水乙醇稀释至100ml，即得。用时取上液20ml，加70%高氯酸6ml，用无水乙醇稀释至500ml。

十一画

63. α-萘酚试液　取15%的α-萘酚乙醇溶液10.5ml，缓缓加硫酸6.5ml，混匀后再加乙醇40.5ml及水4ml，混匀，即得。

64. 硅钨酸试液　取硅钨酸10g，加水使溶解成100ml，即得。

十二画

65. 硝酸铬试液　①取硝酸10ml，加入100ml水中，混匀；②取三氧化铬10g，加水100ml使溶解。用时将二液等量混合，即得。

66. 硝酸汞试液　取黄氧化汞40g，加硝酸32ml与水15ml使溶解，即得。本液应置具塞棕色玻璃瓶内，在暗处保存。

67. 硝酸银试液　可取用0.1mol/L硝酸银滴定液。

68. 硫化氢试液　本液为硫化氢的饱和水溶液。本液应置棕色瓶内，在暗处保存。若本液无明显的硫化氢臭，或与等容的三氯化铁试液混合时不能生成大量的硫黄沉淀，则不宜使用。

69. 硫化钠试液　取硫化钠1g，加水使溶解成10ml，即得。应临用新制。

70. 硫代乙酰胺试液　取硫代乙酰胺4g，加水使溶解成100ml，置冰箱中保存。临用前取1ml，加入混合液（由1mol/L氢氧化钠溶液15ml、水5ml及甘油20ml组成）5ml，置水浴上加热20秒，冷却，立即使用。

71. 硫脲试液　取硫脲10g，加水使溶解成100ml，即得。

72. 硫氰酸汞铵试液　取硫氰酸铵5g与氯化汞4.5g，加水使溶解成100ml，即得。

73. 硫氰酸铵试液　取硫氰酸铵8g，加水使溶解成100ml，即得。

74. 硫酸亚铁试液　取硫酸亚铁结晶8g，加新沸过的冷水100ml使溶解，即得。应临用新制。

75. 硫酸汞试液　取黄氧化汞5g，加水40ml后，缓缓加硫酸20ml，随加随搅拌，再加水40ml，搅拌使溶解，即得。

76. 硫酸铜试液　取硫酸铜12.5g，加水使溶解成100ml，即得。

77. 硫酸镁试液　取未风化的硫酸镁结晶12g，加水使溶解成100ml，即得。

78. 紫草试液　取紫草粗粉10g，加90%乙醇100ml，浸渍24小时后，滤过，滤液中加入等量的甘油，混合，放置2小时，滤过，即得。本液应置棕色玻璃瓶内，在2个月内应用。

79. 氯试液　本液为氯的饱和水溶液。应临用新制。

80. 氯化亚锡试液　取氯化亚锡1.5g，加水10ml与少量的盐酸使溶解，即得。应临用新制。

81. 氯化金试液　取氯化金1g，加水35ml使溶解，即得。

82. 氯化钙试液　取氯化钙7.5g，加水使溶解成100ml，即得。

83. 氯化钠明胶试液　取白明胶1g与氯化钠10g，加水100ml，置不超过60℃的水浴上微热使溶解。应临用新制。

84. 氯化钡试液　取氯化钡的细粉 5g，加水使溶解成 100ml，即得。

85. 氯化铂试液　取氯化铂 2.6g，加水使溶解成 20ml，即得。

86. 氯化铵试液　取氯化铵 10.5g，加水使溶解成 100ml，即得。

87. 氯化铵镁试液　取氯化镁 5.5g 与氯化铵 7g，加水 65ml 溶解后，加氨试液 35ml，置玻璃瓶内，放置数日后，滤过，即得。本液如显浑浊，应滤过后再用。

88. 氯化锌碘试液　取氯化锌 20g，加水 10ml 使溶解，加碘化钾 2g 溶解后，再加碘使饱和，即得。本液应置具塞棕色玻璃瓶内保存。

89. 氯酸钾试液　本液为氯酸钾的饱和硝酸溶液。

90. 稀乙醇　取乙醇 529ml，加水稀释至 1000ml，即得。本液在 20℃时含 C_2H_5OH 应为 49.5%～50.5%(ml/ml)。

91. 稀甘油　取甘油 33ml，加水稀释使成 100ml，再加樟脑一小块或液化苯酚 1 滴，即得。

92. 稀盐酸　取盐酸 234ml，加水稀释至 1000ml，即得。本液含 HCl 应为 9.5%～10.5%。

93. 稀硝酸　取硝酸 105ml，加水稀释至 1000ml，即得。本液含 HNO_3 应为 9.5%～10.5%。

94. 稀硫酸　取硫酸 57ml，加水稀释至 1000ml，即得。本液含 H_2SO_4 应为 9.5%～10.5%。

95. 稀醋酸　取冰醋酸 60ml，加水稀释至 1000ml，即得。

十三画

96. 碘试液　取碘 6g 与碘化钾 5g，加水 20ml 使溶解，即得。

97. 碘化汞钾试液　取氯化汞 1.36g，加水 60ml 使溶解，另取碘化钾 5g，加水 10ml 使溶解，将二液混合，加水稀释至 100ml，即得。

98. 碘化钾试液　取碘化钾 16.5g，加水使溶解成 100ml，即得。本液应临用新制。

99. 碘-碘化钾试液　取碘 0.5g，与碘化钾 1.5g，加水 25ml 使溶解，即得。

100. 碘化铋钾试液　取碱式硝酸铋 0.85g，加冰醋酸 10ml 与水 40ml 溶解后，加碘化钾溶液(4→10)20ml，摇匀，即得。

101. 改良碘化铋钾试液　取碘化铋钾试液 1ml，加 0.6mol/L 盐酸溶液 2ml，加水至 10ml，即得。

102. 稀碘化铋钾试液　取碱式硝酸铋 0.85g，加冰醋酸 10ml 与水 40ml 溶解后，即得。临用前取 5ml，加碘化钾溶液(4→10)5ml，再加冰醋酸 20ml，用水稀释至 100ml，即得。

103. 硼酸试液　本液为硼酸饱和的丙酮溶液。

104. 溴试液　取溴 2～3ml，置用凡士林涂塞的玻璃瓶中，加水 100ml，振摇使成饱和的溶液，即得。本液应置暗处保存。

十四画

105. 酸性氯化亚锡试液　取氯化亚锡 20g，加盐酸使溶解成 50ml，滤过，即得。本液配成后应在 3 个月内应用。

106. 碱式醋酸铅试液　取一氧化铅 14g，加水 10ml，研磨成糊状，用水 10ml 洗入玻璃瓶中，加醋酸铅 22g 的水溶液 70ml，用力振摇 5 分钟后，时时振摇，放置 7 天，滤过，加新沸过的冷水使成 100ml，即得。

107. 碱性三硝基苯酚试液　取 1%三硝基苯酚溶液 20ml，加 5%氢氧化钠溶液 10ml，用水稀释至100ml，即得。应临用新制。

108. 碱性盐酸羟胺试液　①取氢氧化钠12.5g，加无水甲醇使溶解成100ml；②取盐酸羟胺12.5g，加无水甲醇100ml，加热回流使溶解。用时将两液等量混合，滤过，即得。本液应临用新制，配成后应在4小时内应用。

109. 碱性酒石酸铜试液　①取硫酸铜结晶6.93g，加水使溶解成100ml；②取酒石酸钾钠结晶34.6g与氢氧化钠10g，加水使溶解成100ml。用时将两液等量混合，即得。

110. 碱性β-萘酚试液　取β-萘酚0.25g，加氢氧化钠溶液(1→10)10ml使溶解，即得。应临用新制。

111. 碱性碘化汞钾试液　取碘化钾10g，加水10ml后，缓缓加入氯化汞的饱和水溶液，随加随搅拌，至生成的红色沉淀不再溶解，加氢氧化钾30g，溶解后，再加氯化汞的饱和水溶液1ml或1ml以上，并加水稀释至200ml，静置，使沉淀，即得。用时，倾取上层的澄明溶液应用。

112. 碳酸钠试液　取一水合碳酸钠12.5g或无水碳酸钠10.5g，加水使溶解成100ml，即得。

113. 碳酸氢钠试液　取碳酸氢钠5g，加水使溶解成100ml，即得。

114. 碳酸铵试液　取碳酸铵20g与氨试液20ml，加水使溶解成100ml，即得。

十五画以上

115. 醋酸汞试液　取醋酸汞5g，研细，加温热的冰醋酸使溶解成100ml，即得。本液应置棕色玻璃瓶内，密闭保存。

116. 醋酸铅试液　取醋酸铅10g，加新沸过的冷水溶解后，滴加醋酸使溶液澄清，再加新沸过的冷水使成100ml，即得。

117. 醋酸氧铀锌试液　取醋酸氧铀10g，加冰醋酸5ml与水50ml，微热使溶解，另取醋酸锌30g，加冰醋酸3ml与水30ml，微热使溶解，将二液混合，放冷，滤过，即得。

118. 醋酸铵试液　取醋酸铵10g，加水使溶解成100ml，即得。

119. 靛基质试液　取对二甲氨基苯甲醛5g，加入戊醇(或丁醇)75ml，充分振摇，使完全溶解后，再取浓盐酸25ml徐徐滴入，边加边振摇，以免骤热导致溶液色泽变深。或取对二甲氨基苯甲醛1g，加入95%乙醇95ml，充分振摇，使完全溶解后，取浓盐酸20ml徐徐滴入。

120. 镧试液　取氧化镧(La_2O_3)5g，用水润湿，缓慢加盐酸25ml使溶解，并用水稀释成100ml，静置过夜，即得。

121. 磷钨酸试液　取磷钨酸1g，加水使溶解成100ml，即得。

122. 磷酸氢二钠试液　取磷酸氢二钠结晶12g，加水使溶解成100ml，即得。

123. 糠醛试液　取糠醛1ml，加水使溶解成100ml。本液应临用新制。

124. 鞣酸试液　取鞣酸1g，加乙醇1ml，加水溶解并稀释至100ml。应临用新制。

附录二　显微镜的构造和使用

一、显微镜的构造

显微镜主要由机械系统与光学系统组成。(附图 1)

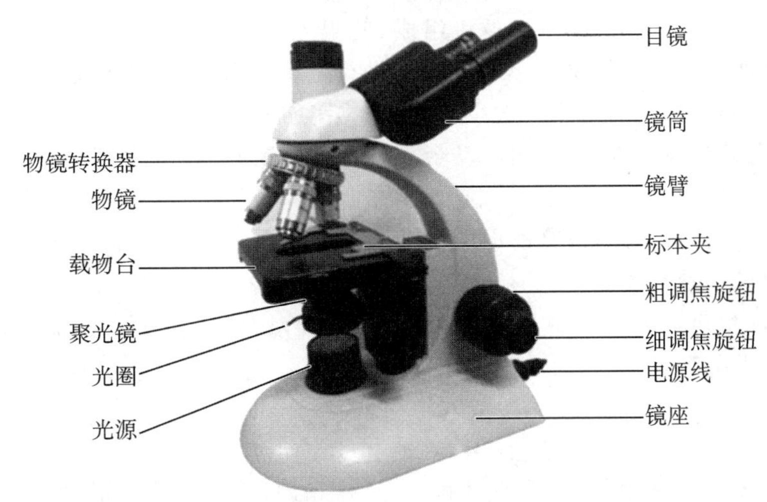

附图 1　显微镜构造示意图

1. 机械系统　主要包括镜座、镜臂、镜筒、载物台、物镜转换盘、调焦旋钮等。

(1)镜座。显微镜的最底部,呈马蹄形、长方形或三角形等,用于保持显微镜的稳定与平衡。

(2)镜臂。连接镜座和镜筒之间的部分。用于支持镜筒及取放显微镜时便于握持。

(3)镜筒。位于镜臂上端的空心圆筒,是光线的通道,镜筒中转折处装有棱镜,使光线转折45°。镜筒上端可插入目镜,下端与转换器相连接。一般镜筒长度为 160mm,也有的长为170mm。显微镜分单筒式和双筒式两类,单筒式又分直筒式和斜筒式两种,而双筒式的镜筒均为斜筒式。以双筒斜式较为常见。

(4)载物台。位于镜筒下方,方形或圆形,用于支持被检标本。载物台中央有一圆形通光孔可透过光线,两旁有用来固定标本片的夹子和使玻片前后左右移动的标本移动器。

(5)物镜转换器。在镜筒下端,是一个可以旋转的圆盘,有 3～4 个孔,用于安装不同放大倍数的物镜。

(6)调焦旋钮。在镜臂两侧的一对大小旋钮，用于调节焦距。大旋钮为粗调焦旋钮，小旋钮为细调焦旋钮，均是用于调节载物台升降或镜筒上下移动的装置。粗调焦旋钮用于调节载物台大幅度升降，细调焦旋钮用于小幅度升降对焦。

2. *光学系统* 主要由一系列的放大透镜组合而成。除了主要用于放大的透镜组合外，尚有光密度调节装置、滤光片、光源装置等。

(1)目镜。短圆筒状，装在镜筒上端，其上刻有放大倍数，每台显微镜备有3～4只放大倍数不同的目镜，如5×、10×、15×等。眼睛通过目镜观察物像。

(2)物镜。装在物镜转换器上的一组镜头，由许多块透镜组成，用于放大标本上的待检物，形成倒立的实像。一般显微镜有3～4个物镜，每个物镜上刻有相应的标记，根据使用方法的差异可分为干燥系和油浸系。干燥系物镜包括低倍物镜(4×～10×)和高倍物镜(40×～45×)，使用时物镜与标本之间的介质是空气；油浸系物镜(90×～100×)，使用时物镜与标本之间加有一种折射率与玻璃折射率几乎相等的油类物质(香柏油)作为介质。

(3)聚光镜。载物台下方，由一组透镜组成，使得光源的光线聚集成一个锥形光柱。聚光镜可以通过位于载物台下方的聚光镜调节旋钮进行上下调节，以获得最适光度。聚光器还附有彩虹光圈，调节锥形光柱的角度和大小，以控制物镜的进光量。

(4)光圈。在聚光镜下方，由一组活动金属片组成，构成一个可开可缩的孔。在其外侧有一小柄，可以调节控制光线通过。

(5)反光镜。载物台下方，镜臂前面的一个圆镜。一面为平面，一面为凹面，用于把外来光线变成平行光线进入聚光镜。

(6)光源。日光和灯光均可，以日光较好，其光色和光强都比较容易控制，有的显微镜采用装在底座内的内光源。

二、显微镜的使用

1. *拿取与检查* 右手握镜臂，左手托镜座，从镜箱内(或揭下防尘罩)取出显微镜，轻轻放在实验台上，离实验台约一拳的距离较为适宜。检查显微镜各部件有无损坏。

2. *接通电源* 打开显微镜电源开关，双眼同时睁开，向目镜内观察，同时调节聚光镜和光圈，直到视野内光线明亮均匀为止。

3. *放置标本片* 将提前制备好的标本片(盖玻片朝上)放到载物台上，并用夹子夹住标本片，通过标本移动器将标本片中需要观察的目标物放于光孔的正中央。

4. *调节焦距* 旋转物镜转换器，将低倍物镜镜头对准载物台中央的通光孔。旋转粗调焦旋钮使载物台上升，同时从显微镜侧面注视物镜镜头，勿使其触碰载物台，升到最高处后，双眼用目镜观察，再慢慢降下载物台，使标本片在视野中初步聚焦，再使用细调焦旋钮调节图像至更加清晰。

5. *低倍物镜观察* 通过标本移动器缓慢移动玻片，在低倍物镜下认真观察标本的各个部位，找到合适目标物后进一步观察。

6. *高倍物镜观察* 在低倍物镜下找到清晰图像后，将需要观察的部分移到视野的正中央，通过物镜转换器转换高倍物镜镜头至通光孔，眼睛向目镜内观察，同时微微上下转动细调焦旋钮，直至在视野内看到清晰的物像为止，仔细观察并记录。

7. *结束操作* ①先将物镜由高倍镜逐一转至低倍镜，再将物镜镜头转离光路，将物镜转成“八”字形，并用擦镜纸分别擦拭物镜和目镜。②取下标本片，转动粗调焦旋钮，使载物台降至最低处。③右手持镜臂，左手拖住镜座，将显微镜放回原处，盖上防尘罩。

三、显微镜使用注意事项

关键注意“两先两后”，即先低倍镜观察，后高倍镜观察；先粗调，后微调。

(1)使用时要严格按步骤操作，熟悉显微镜各部件性能。

(2)取显微镜时必须右手握住镜臂，左手托镜座，切勿一手斜提，前后摆动，以防镜头或其他零件跌落。显微镜离实验台边缘应保持一定距离(5cm 左右)，以免显微镜翻倒落地。

(3)掌握粗、细调节的转动方向与载物台的升降关系，转动粗调焦旋钮向下时，眼睛必须注视镜头。

(4)观察带有液体的临时标本时要加盖玻片，以免液体污染镜头和显微镜。

(5)粗调焦旋钮要配合使用细调焦旋钮，不能单方向过度旋转。调节焦距时，要从侧面注视载物台的上升，以免压坏标本和镜头。

(6)禁止随意拧开或调换目镜、物镜和聚光器等零件。

(7)显微镜的光学部件不可用手指、纱布、手帕或其他粗糙物品擦拭，以免磨损镜面。需要时只能用擦镜纸擦拭。

(8)凡有腐蚀性和挥发性的化学试剂和药品，如碘、乙醇溶液、酸类、碱类等都不可与显微镜接触，如不慎污染时，应立即擦洗干净。

(9)实验完毕，要将玻片取出。用擦镜纸将镜头擦拭干净后移开，不能与通光孔相对，放回原处。

附录三 彩 图

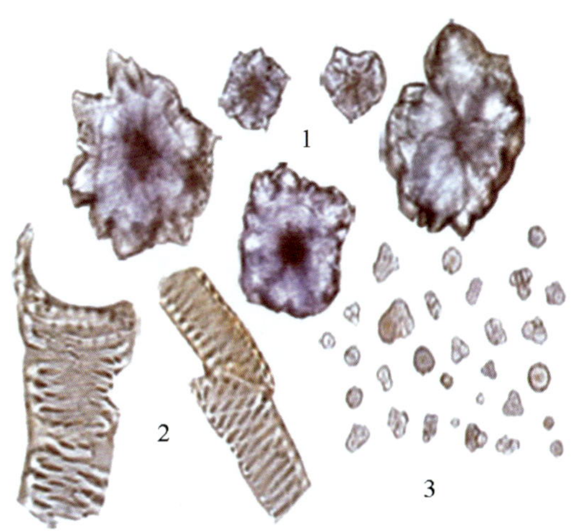

彩图 1 大黄粉末图

1. 草酸钙簇晶；2. 导管；3. 淀粉粒

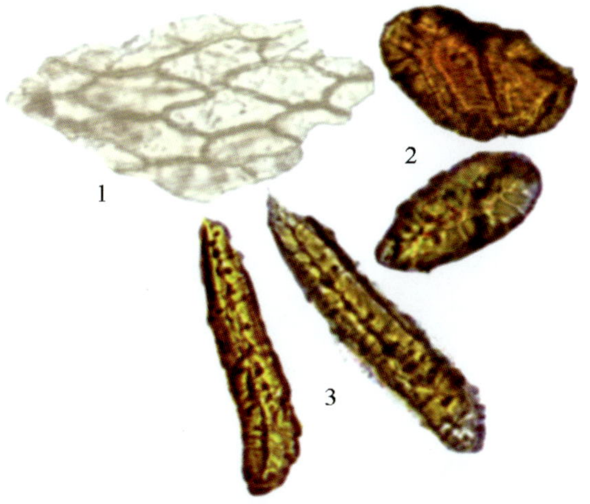

彩图 2 黄连(味连)粉末图

1. 鳞叶表皮细胞；2. 石细胞；3. 中柱鞘纤维

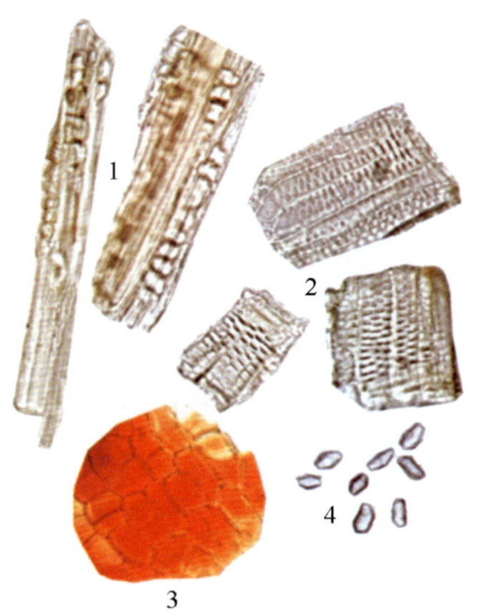

彩图 3 甘草粉末图

1. 晶纤维；2. 导管；3. 木栓细胞；4. 草酸钙方晶

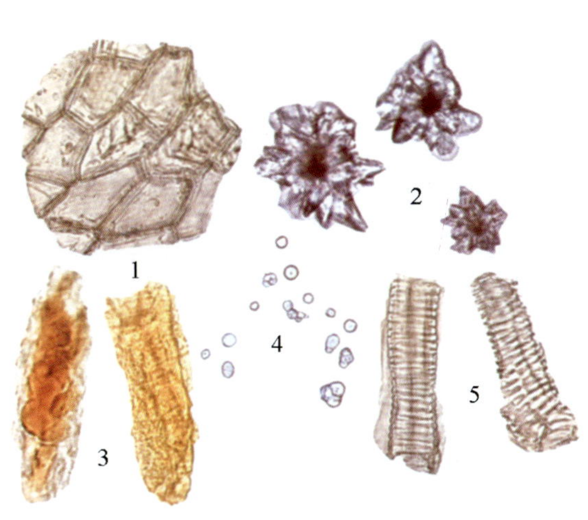

彩图 4 人参粉末图

1. 木栓细胞；2. 草酸钙簇晶；
3. 树脂道；4. 淀粉粒；5. 导管

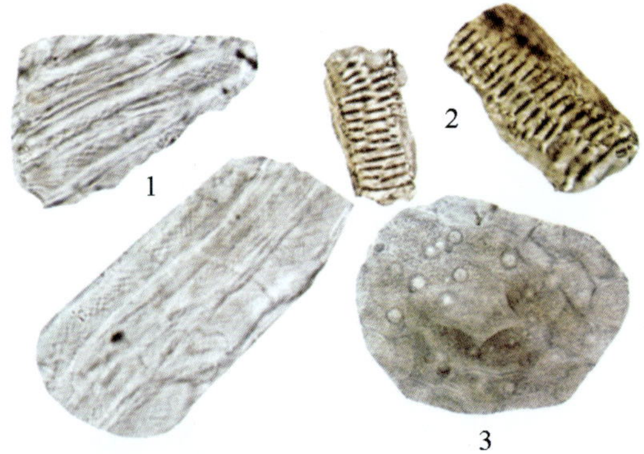

彩图 5　当归粉末图

1. 纺锤形韧皮薄壁细胞；2. 导管；3. 油室

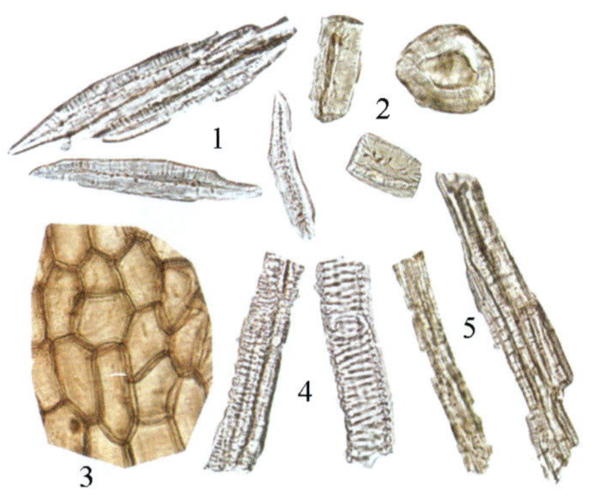

彩图 6　黄芩粉末图

1. 韧皮纤维；2. 石细胞；
3. 木栓细胞；4. 导管；5. 木纤维

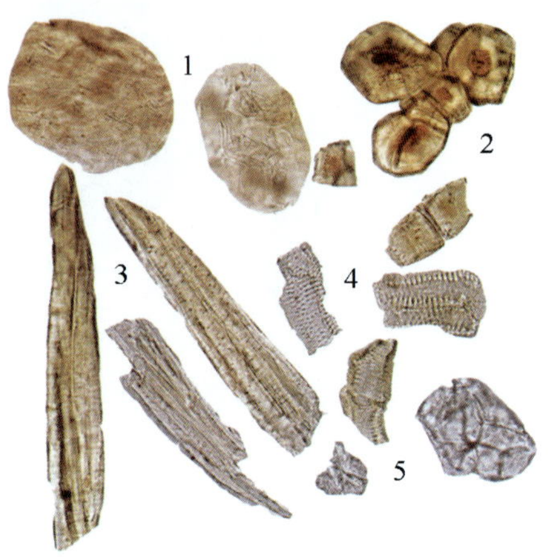

彩图 7　白术粉末图

1. 草酸钙针晶；2. 石细胞；
3. 纤维；4. 导管；5. 菊糖

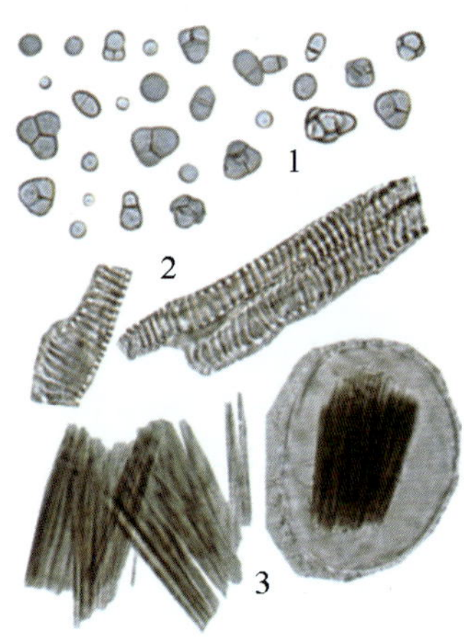

彩图 8　半夏粉末图

1. 淀粉粒；2. 导管；3. 草酸钙针晶束

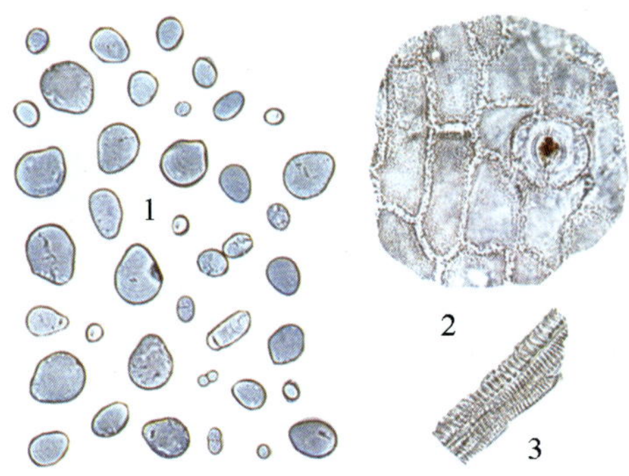

彩图 9　浙贝母粉末图

1. 淀粉粒；2. 气孔；3. 导管

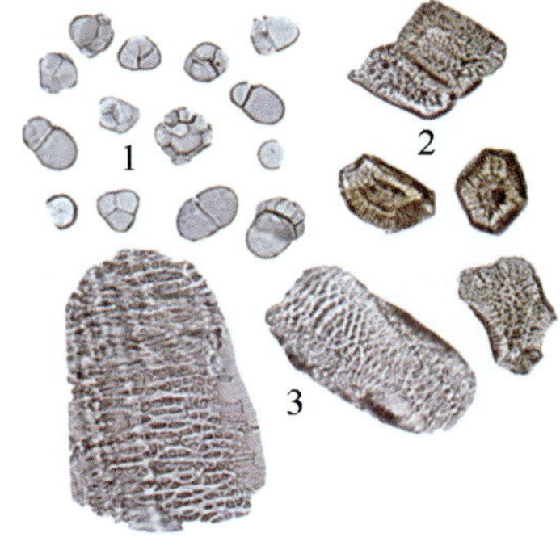

彩图 10　天花粉粉末图

1. 淀粉粒；2. 石细胞；3. 导管

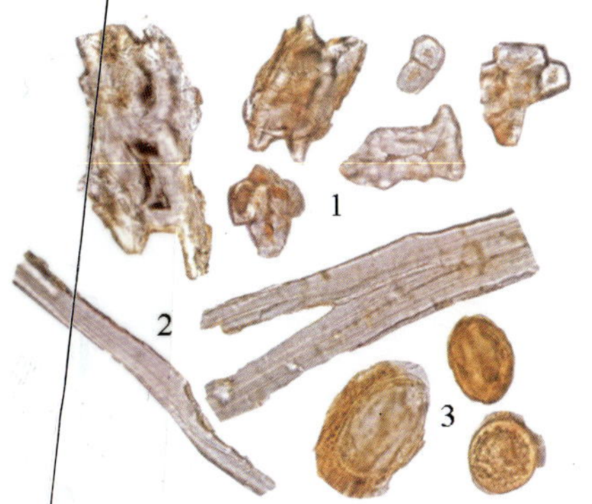

彩图 11 厚朴粉末图

1. 石细胞;2. 纤维;3. 油细胞

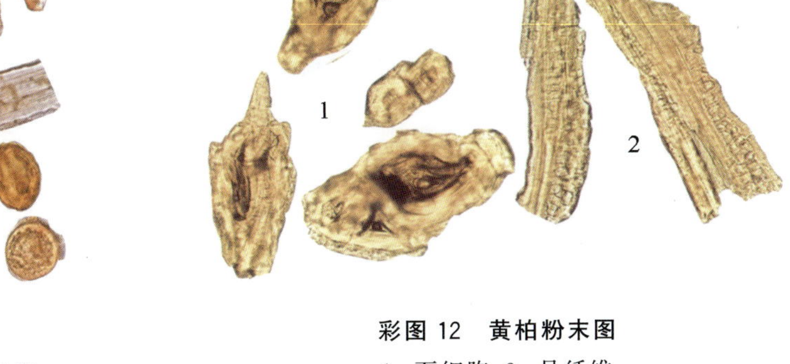

彩图 12 黄柏粉末图

1. 石细胞;2. 晶纤维

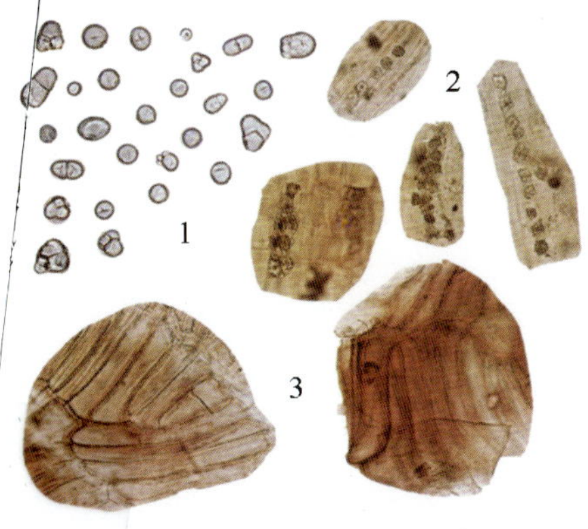

彩图 13 牡丹皮粉末图

1. 淀粉粒;2. 草酸钙簇晶;3. 木栓细胞

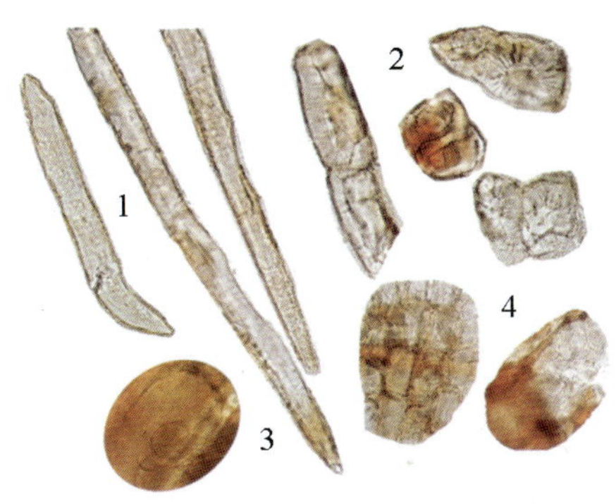

彩图 14 肉桂粉末图

1. 纤维;2. 石细胞;3. 油细胞;4. 草酸钙针晶

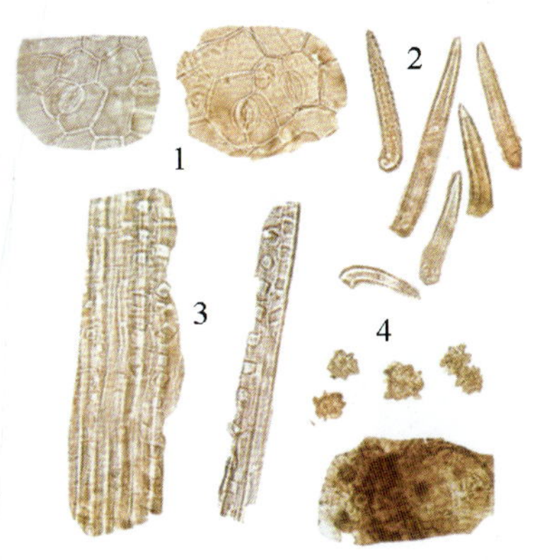

彩图 15 番泻叶粉末图

1. 表皮细胞及平轴式气孔;

2. 非腺毛;3. 晶纤维;4. 草酸钙簇晶

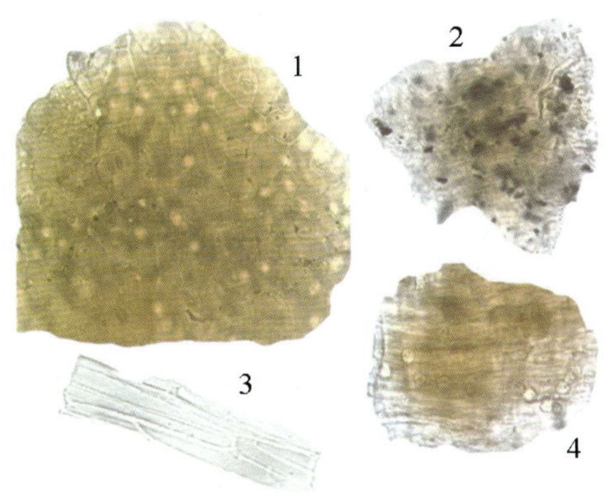

彩图 16 大青叶粉末图

1. 表皮;2. 靛蓝结晶;

3. 厚角组织;4. 橙皮苷样结晶

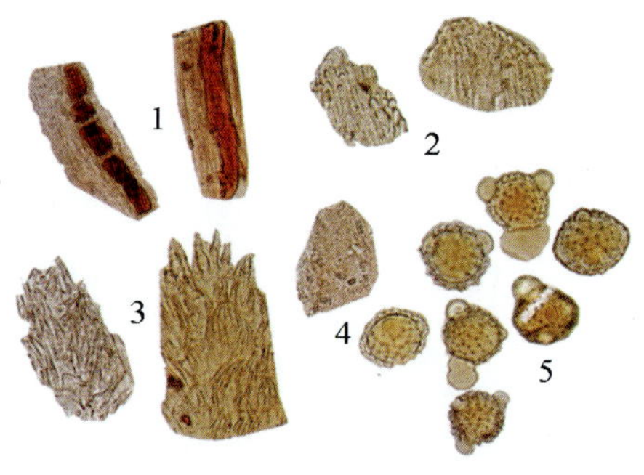

彩图 17 红花粉末图

1. 分泌管;2. 花瓣顶端碎片;
3. 柱头及花柱碎片;4. 草酸钙方晶;5. 花粉粒

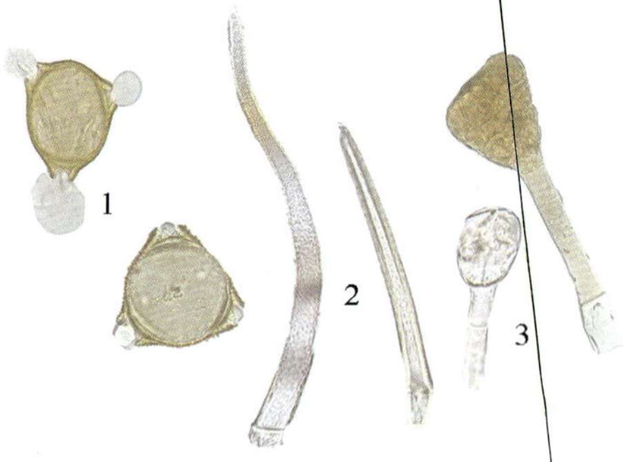

彩图 18 金银花粉末图

1. 花粉粒;2. 非腺毛;3. 腺毛

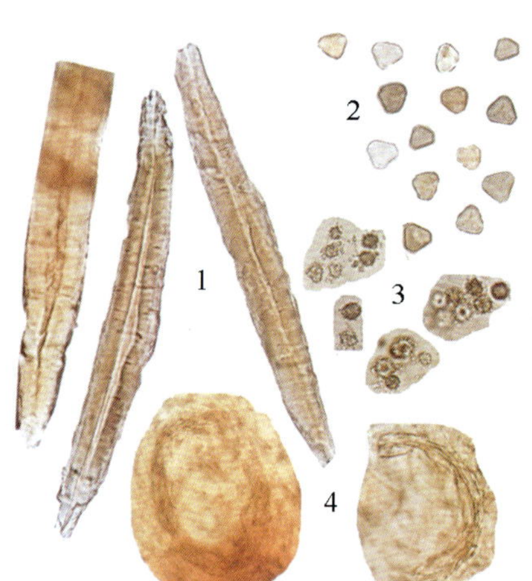

彩图 19 丁香粉末图

1. 纤维;2. 花粉粒;3. 草酸钙簇晶;4. 油室

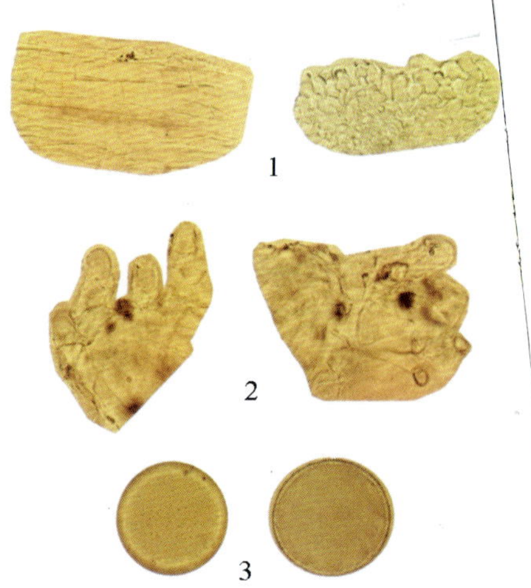

彩图 20 西红花粉末图

1. 表皮细胞;2. 柱头顶端表皮细胞;3. 花粉粒

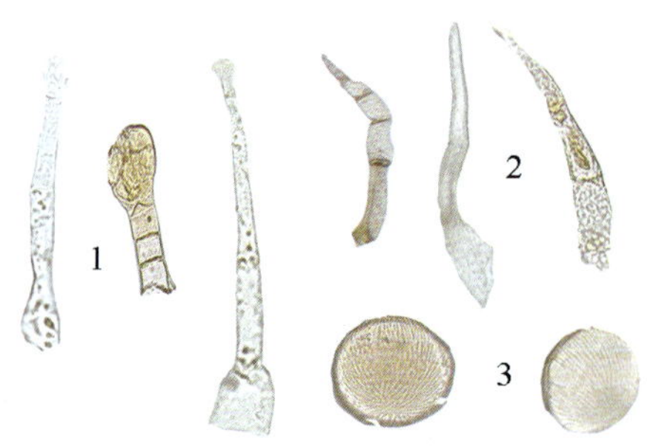

彩图 21 洋金花粉末图

1. 腺毛;2. 非腺毛;3. 花粉粒

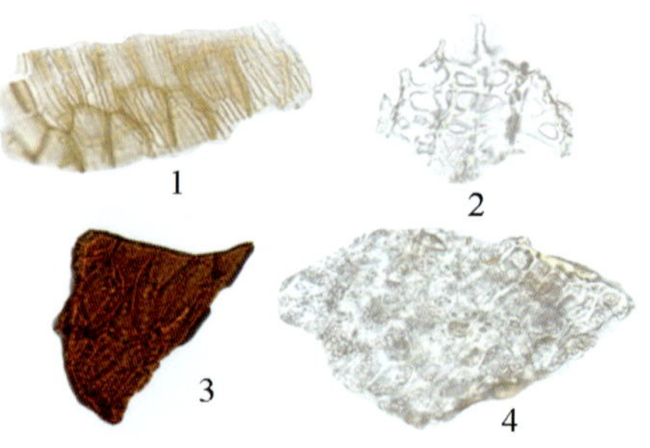

彩图 22 小茴香粉末图

1. 镶嵌状细胞;2. 网纹细胞;
3. 油管碎片;4. 内胚乳细胞

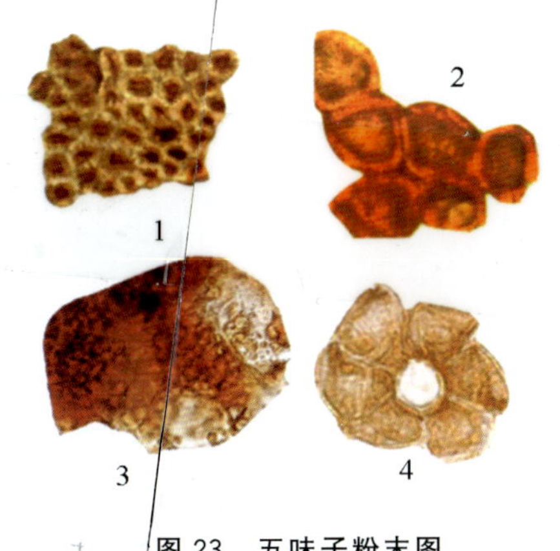

彩图 23 五味子粉末图

1. 种皮外层石细胞;2. 种皮内层石细胞;

3. 中果皮碎片;4. 果皮碎片

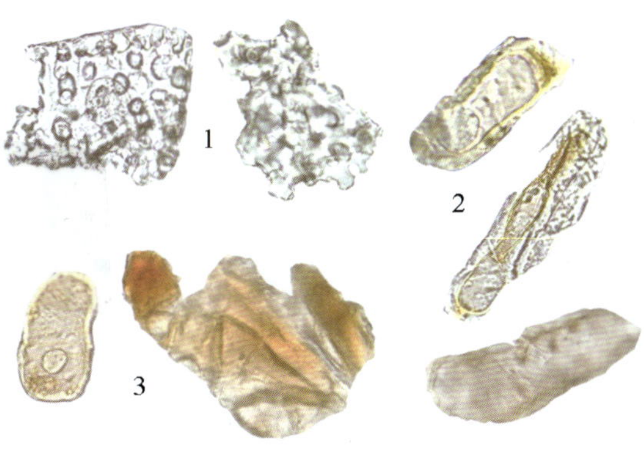

彩图 24 槟榔粉末图

1. 内胚乳细胞;2. 种皮石细胞;3. 外胚乳细胞

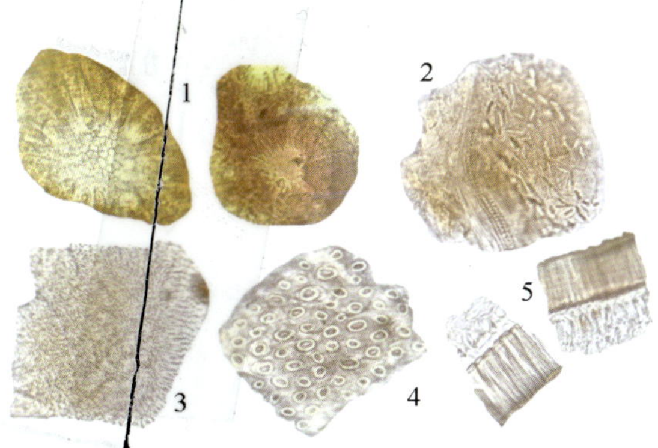

彩图 25 补骨脂粉末图

1. 壁内腺表面观;2. 草酸钙结晶;

3. 种皮栅状细胞顶面观;4. 支持细胞顶面观;

5. 种皮栅状细胞侧面观

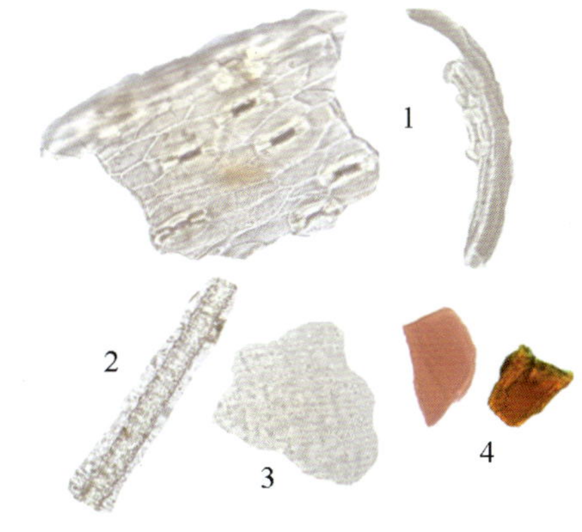

彩图 26 草麻黄粉末图

1. 表皮细胞、气孔及角质层;

2. 纤维上附小晶体;3. 皮层薄壁细胞;4. 棕色块

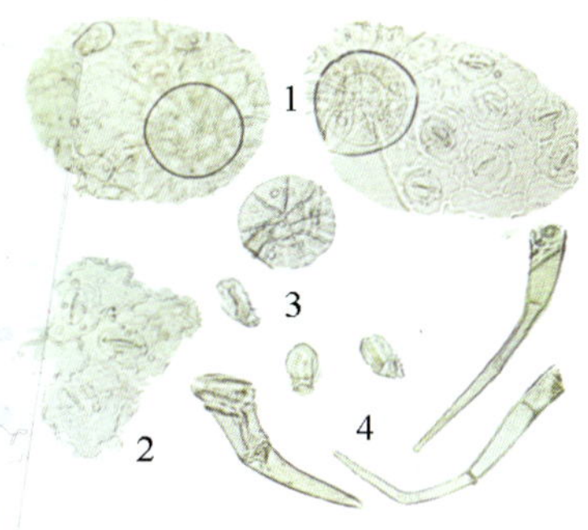

彩图 27 薄荷叶粉末图

1. 表皮细胞及腺鳞;2. 下表皮细胞与气孔;

3. 小腺毛;4. 非腺毛

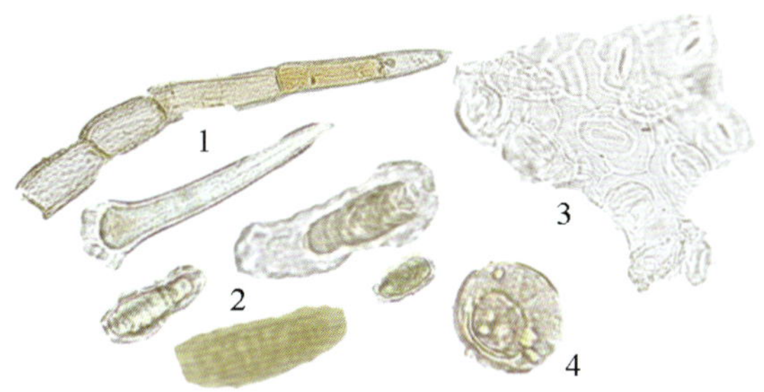

彩图 28 穿心莲叶表面图

1. 非腺毛;2. 晶细胞;3. 气孔;4. 腺鳞

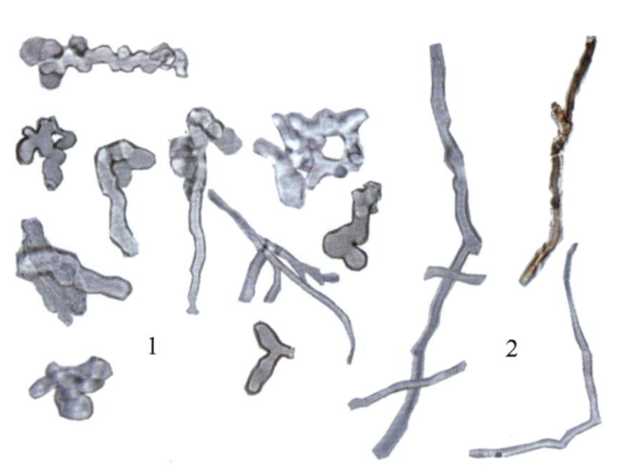

彩图 29 茯苓粉末图

1. 颗粒状及分枝状团块；2. 菌丝

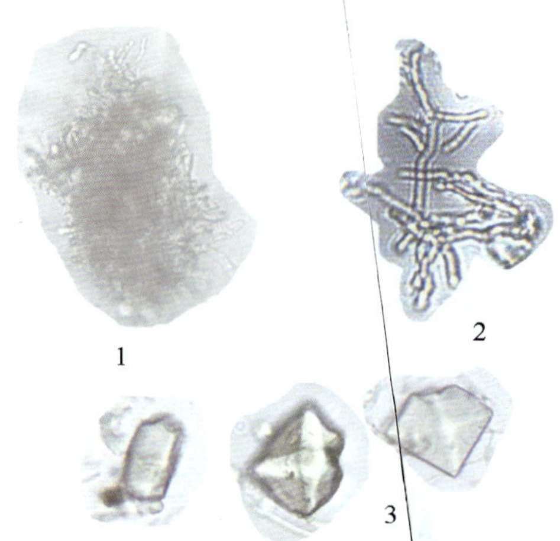

彩图 30 猪苓粉末图

1. 菌丝团；2. 菌丝；3. 草酸钙晶体

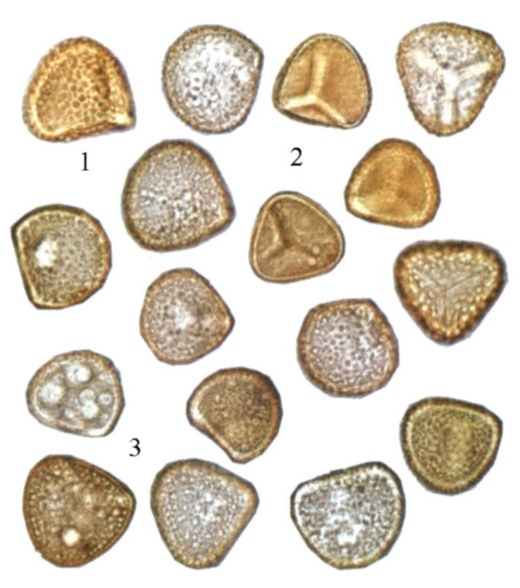

彩图 31 海金沙孢子图

1. 孢子的侧面观；2. 孢子的顶面观；
3. 孢子的底面观

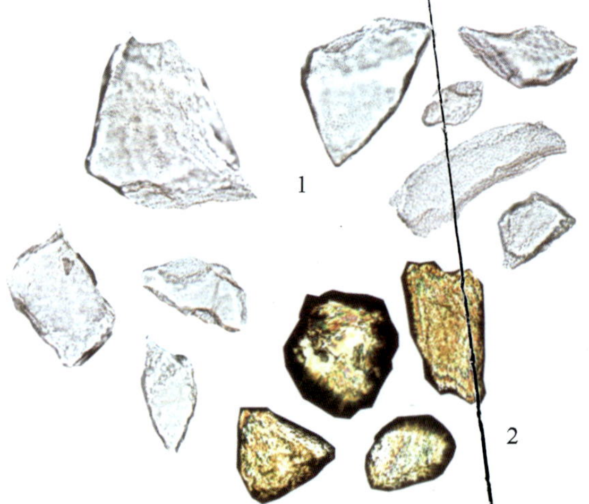

彩图 32 珍珠粉末图

1. 不规则碎块；2. 偏光镜下不规则碎块呈多彩色